LA TRAGEDIA DEL
DESABASTO

Xavier Tello

LA TRAGEDIA DEL DESABASTO

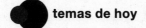 temas de hoy

Este libro está dedicado, antes que nada, a todas aquellas personas que sufren diariamente por la falta de medicamentos; a sus familias y a cuidadores.

Nadie merece sufrir.

Está dedicado también a mis colegas médicos y a los profesionales de la salud que día con día se juegan su reputación y su carrera al enfrentar carencias durante los tratamientos de sus pacientes.

Mi reconocimiento, solidaridad y respeto.

ÍNDICE

A mi tío Jorge.
Pediatra extraordinario,
mi maestro y mentor.
In memoriam.

PRESENTACIÓN

En 2018, justo al inicio de las campañas para la elección presidencial, comencé a darles seguimiento a los programas de los candidatos, específicamente en lo concerniente a la salud.

Aunque esperaba encontrar algo interesante, no me sorprendió la falta de propuestas, con dos salvedades: Margarita Zavala planteaba un programa de atención a la salud muy completo, el cual nunca se difundió tras haber abandonado la competencia; por otra parte, Andrés Manuel López Obrador se comprometía a ofrecer servicios de salud de manera universal y gratuita. Nada más.

Al avanzar en la carrera presidencial y posteriormente vencer en los comicios, dos propuestas concretas del ahora presidente se dieron a conocer: la gratuidad de los servicios de salud y la inminente desaparición del Seguro Popular. No sería hasta poco antes de iniciarse la administración cuando una noticia llamaría mi atención: la Secretaría de Hacienda concentraría, a través de su oficialía mayor, todas las compras gubernamentales.

Como analista y consultor en políticas de salud, me planteé una pregunta casi obligada: ¿cómo afectaría esta decisión a los procesos de compras de medicamentos e insumos que normalmente se llevaban a cabo en el Gobierno?

Saltemos en el tiempo al verano de 2019, cuando el primer ejercicio de compra consolidada de la actual administración simplemente falló; desde entonces, todo se ha precipitado en una espiral descendente.

Soy un médico formado en la década de los ochenta, lo que me ha dado la oportunidad de presenciar los últimos 38 años de la evolución del sistema de salud en México. Por mi experiencia laboral, no solo como médico cirujano, sino como ejecutivo en la industria farmacéutica y como consultor independiente, he tenido la oportunidad de conocer de primera mano políticas sanitarias, procesos, legislación y trámites de nuestro sistema de salud desde tiempos de la administración del doctor Jesús Kumate.

Comencé a escribir sobre salud en diferentes medios desde poco antes de la pandemia de influenza H1N1 en 2009; he mantenido un seguimiento constante y mi trabajo en investigación de mercados me ha ayudado a conocer de primera mano la opinión, sentimientos e inquietudes de pacientes, médicos y profesionales de la salud.

Han pasado casi dos años y medio desde que inició la más grande crisis de abasto en el sector salud de la que se tenga memoria. Durante ese tiempo, muchos pacientes han sufrido por la falta de medicamentos y, aunque es un problema que afecta a todos, quienes más nos duelen son los niños con cáncer. Es por eso que resulta indignante escuchar por parte de las autoridades no solo pretextos, sino la negación de la existencia del problema, acusando en ocasiones de complot e intentonas golpistas a los mismos pacientes pediátricos.

Las autoridades han dicho muchas cosas sobre el desabasto. La mayoría falsas. Muchas sin sentido. Y el problema no son solo los padres de familia y los pacientes que se saben engañados; el problema también es que existe gente que, por desconocimiento de las causas, ha llegado a creer las historias oficiales que hablan de «mafias», «monopolios» y «complots».

Durante todo este tiempo he opinado en diferentes medios y he escrito mis puntos de vista sobre la realidad del origen y las repercusiones del problema. Sin embargo, no dejan de ser opiniones aisladas y emitidas en la temporalidad de lo que va sucediendo. Para explicar la crisis como conjunto, era necesario escribir este libro.

¿Cuál es el origen del desabasto? ¿Cuál era el escenario previo a la escasez de medicamentos? ¿Quiénes están involucrados? ¿Cómo nos afecta? ¿Quiénes son los culpables? Mi objetivo es explicarlo sin muchos tecnicismos y de manera clara y entendible para quienes no conocen este medio. Entiendo el problema desde adentro y sé de las inquietudes que la gente manifiesta.

Estas páginas nacen, antes que nada, como producto de la indignación. Es por este motivo que la mitad del libro está dedicada a narrar historias de pacientes, familiares y profesionales de la salud que se han visto afectados y todos los días sufren las consecuencias de malas decisiones que ellos no tomaron.

Para derribar los mitos oficiales, es indispensable conocer el otro lado de la moneda. Sin embargo, la realidad está fragmentada en historias y vivencias de gente de carne y hueso, personas que en muchas ocasiones y de forma muy humana se sienten inseguras al compartirlas. A todas ellas les agradezco la confianza al hablar de su experiencia; la mayor parte lo ha hecho con exceso de prudencia o, francamente, con miedo. Mucho miedo.

Aunque me baso en información analizada y publicada por expertos en cada área, este no es un libro de datos. El propósito es explicar y dar a conocer el lado humano de quienes sufren el desabasto. Los datos duros de esta debacle se encuentran disponibles en diversas fuentes. Casi todas, de verdaderos expertos. Algunos de ellos han puesto un enorme esfuerzo por explicar a detalle los orígenes del problema.

La periodista Maribel Ramírez Coronel no ha dejado de escribir sobre el tema y sus actores en *El Economista*. Irene Tello Arista, de Impunidad Cero, fue de las primeras en entender el origen del problema y explicarlo con detalle. El colectivo Cero Desabasto, impulsado por Nosotrxs, ha publicado completísimos reportes con cifras provenientes de recetas y pacientes, así como la organización Mexicanos Contra la Corrupción y la Impunidad ha dado cuenta de las discrepancias e irregularidades en el discurso oficial.

Al mismo tiempo, organizaciones de ayuda a pacientes como Nariz Roja, Es por Tu Amor y Con Causa han puesto ejemplo de dedicación, solidaridad y apoyo a los desprotegidos. Ellos conocen historias como las que narro en este libro. Ellos saben del sufrimiento de los pacientes.

Este libro es una aportación personal que busca, además, dar voz a algunos que hoy no la tienen.

En todo el mundo, las decisiones gubernamentales y las políticas de salud suelen prevalecer a través de varias administraciones y programas de gobierno. México no era la excepción. Durante casi 40 años existió en nuestro país una constancia en las políticas y una continuidad en los programas, metodologías y formas.

A partir de esta administración todo cambió. El problema es que las consecuencias inmediatas de ese cambio se dieron en la salud y la vida de los pacientes; todo, producto de ignorancia e incompetencia, motivado por una ideología ciega.

Vamos, pues, a conocer las causas de la crisis, escuchar a quienes sufren y, con todo ello, buscar la mejor solución posible.

En el futuro debemos evitar que esto se repita.

México merece más.

XAVIER TELLO
Ciudad de México, otoño de 2021

INTRODUCCIÓN

Son las tres y media de la mañana, el taxi se detiene frente a la farmacia. Es la tercera que el papá de Santiago visita esta noche. En su mano, la receta por ácido valproico y dexametasona que le dieron en el hospital. Ojalá esta vez tengan lo que su hijo tanto necesita.

En el área de terapia intensiva de un hospital infantil de la Secretaría de Salud de Ciudad de México, la mamá de Santiago monta guardia y da vueltas por los pasillos en espera de noticias. Es la tercera noche en vela desde que su hijo llegó al hospital después de ser atropellado mientras caminaba hacia su casa.

«Traumatismo craneoencefálico, fractura de cráneo y edema cerebral». Los papás de Santiago no saben qué es eso, pero dicen que hubo que hacer una perforación en los huesos de la cabeza de su pequeño para que el cerebro inflamado no se lastimara. Solo eso salvaría la vida del niño.

Aunque la cirugía de emergencia fue exitosa y el neurocirujano les ha transmitido confianza, aún esperan que el cerebro de Santiago se desinflame.

El trato de los médicos ha sido excepcional y las enfermeras han sido muy amables; Esther, que ha estado en el turno de la noche las tres veces, ha sido particularmente empática con la señora; procura platicar con ella para distraerla un poco de la situación y hace comentarios alentadores cada vez que se encuentran. Entre ella y la trabajadora social compraron un tamal y un atole para que la mamá del niño cenara. Saben que no tiene dinero. Su marido es albañil y ella se dedica al hogar.

A pesar del éxito de la cirugía, los excelentes cuidados posoperatorios y la cálida vocación de todo el personal, la situación se ha complicado. En el hospital hacen faltan varios medicamentos, entre ellos los que Santiago necesita para salir adelante. No es la primera vez que se tienen faltantes en el hospital, pero nunca había sido tan grave y siempre se podía resolver de una u otra manera. Esta vez, a pesar de las estrictas normas, a los médicos no les queda otro remedio y han tenido que pedir a los padres que consigan lo que su hijo requiere. Trabajo Social y el subdirector en turno lo saben y están de acuerdo: prefieren correr el riesgo que perder al niño.

En la farmacia, el papá respira más tranquilo; por fin encontró lo que buscaba, tienen los dos medicamentos que hacen falta y en presentación genérica. De haber comprado los originales, habría gastado más de 500 pesos. Esa cantidad no la gana en un día completo de trabajo en la construcción. Lo que acaba de conseguir por su cuenta podría ayudar a su hijo las próximas 48 horas, sin embargo, si no abastecen al hospital, pronto deberá pedir prestado para comprar más.

Lo único que le queda por ahora es esperanza, que Santiago mejore poco a poco y que los medicamentos lleguen al hospital.

El padre de Santiago trabaja de manera irregular y no tiene acceso a los servicios del Seguro Social. En un hospital privado, la atención que su hijo necesita costaría miles de pesos. Como la mitad de la población mexicana, la familia de Santiago vive en condiciones de pobreza, así que su única opción es encomendarse a los servicios públicos de salud, ya sean del Gobierno federal o los que proporciona la Secretaría de Salud estatal.

A todo esto se suma que en México la medicina de emergencia solo se lleva a cabo con éxito en un puñado de hospitales habilitados para ello. Son pocos los centros que cuentan con la capacidad y la experiencia para atender un caso como el de este pequeño. Paradójicamente, la naturaleza de las emergencias es la de surgir en los momentos más inoportunos, cuando la mayoría de la gente se encuentra sin la capacidad económica para solventarlas. Por lo tanto, gran parte de los pacientes de una urgencia como la de Santiago debe atenderse en hospitales del Gobierno.

Lo anterior nos permite contextualizar esta grave situación que, por desgracia, va más allá del estado de salud de Santiago. El pequeño de cinco años se encuentra en un hospital de gobierno que tiene prohibido adquirir material médico por su cuenta y está condicionado a tratarlo «con lo que haya». El problema más agudo para Santiago y sus padres es que hoy no hay.

Esa misma noche en el norte de Ciudad de México, Carlos pasa su segundo día en la unidad coronaria del Hospital Juárez. El hombre de 54 años tuvo que ser internado de emergencia por un infarto y, aunque ahora se encuentra estable, sigue en espera de un tratamiento definitivo.

Carlos necesita un *stent*, una diminuta férula hecha de malla metálica en forma de popote que se coloca dentro de la arteria cardiaca afectada para impedir que esta se bloquee de nuevo.

Para los médicos, se trata de un protocolo usual, algo que puede resolverse sin riesgo para el paciente siempre que se atienda a tiempo. El problema es que el hospital no cuenta con *stents* y no tienen manera de confirmar cuándo conseguirán el que Carlos necesita. Mientras tanto, el equipo de Trabajo Social gestiona su traslado al Instituto Nacional de Cardiología, trámite que se ha complicado en demasía por los estragos de la pandemia, pues el instituto se encuentra lleno.

El médico a cargo de Carlos se siente terriblemente frustrado. Se trata de un caso común que puede tratarse de inmediato y sin complicaciones, así lo había hecho siempre, hasta hace tres años cuando los materiales como el *stent* que su paciente requiere comenzaron a escasear. Si algo así hacía falta, era más o menos sencillo para los pacientes comprarlo de manera directa al fabricante. Una llamada telefónica y una representante de una empresa estadounidense acudía al hospital y vendía el *stent* con las especificaciones debidas.

El trámite era conocido: el familiar se encontraba con la vendedora y le daba las especificaciones que el médico había apuntado; ella le cobraba con tarjeta o le indicaba dónde depositar y, con el comprobante de pago, la vendedora facturaba la pieza y la enviaba de inmediato a la sala de hemodinamia. Un dispositivo como el que requiere Carlos puede costar entre ocho y 30 mil pesos, dependiendo de las características. No todos los pacientes pueden adquirirlo con sus propios recursos, pero antes se tenía la opción de hacerlo.

Desde 2003 hasta 2020, el hospital hubiera turnado todos los gastos (hospitalización, sala de hemodinamia, medicamentos y *stent*) al Seguro Popular de Carlos. Sin embargo, desde enero de 2020 esto cambió. Con la sustitución del Seguro Popular por el Instituto de Salud y Bienestar (Insabi), Carlos se quedó desprotegido, los hospitales ahora tienen prohibido adquirir por otros medios cualquier tipo de insumo o equipo médico para los pacientes, así como cobrar cuotas de recuperación o extender recetas para que estos los consigan por cuenta propia. Cualquier médico que lo haga puede ser sancionado.

Según se sabe, desde el primero de enero de ese año, y por decreto presidencial, todos los servicios, medicamentos y procedimientos son ahora completamente gratuitos y los pacientes reciben, en teoría, todo a costo cero. El problema es que, de todo eso, faltan muchas cosas y no se sabe cuándo estarán disponibles.

Carlos está varado. Infartado. Esperando a ser intervenido. El hospital no tiene el *stent* que requiere, pero tienen prohibido pedir a la familia del paciente que lo compre. Es un callejón sin salida.

Casos como el de Carlos o el del pequeño Santiago son ahora parte de la vida cotidiana en México.

En muchas ocasiones me han preguntado cómo puedo ilustrar el problema del desabasto de medicamentos en México. El mejor ejemplo que se me ocurre es el siguiente: cuando un paciente va a recibir un trasplante de corazón, es conectado a un sistema de soporte que lo mantiene vivo mientras le quitan el corazón enfermo y le ponen el corazón del donador.

En el caso del abasto de medicamentos, el Gobierno decidió quitarle el corazón al paciente sin tener siquiera un donador.

¿Cuándo nos quedamos sin medicamentos?

Sabemos que en la actualidad existen enormes carencias en el sistema de salud y la palabra *desabasto* se ha convertido en algo cotidiano, ya sea por la constante cobertura del tema en los medios de comunicación o porque conocemos un caso cercano de alguien que lo ha padecido. ¿Qué sucedió en realidad y por qué lo que antes era temporal y esporádico se ha convertido en una constante que atenta contra la salud de la población?

Primero, es necesario decirlo: nunca se había vivido un desabasto tan amplio y prolongado en el campo de la salud en México.

El problema como tal existe desde 2019, y aunque en un inicio el desabasto se manifestó en medicamentos de alta especialidad, como aquellos que se usan para tratar a pacientes con VIH o personas con cáncer, este fue creciendo y hoy es difícil encontrar incluso los medicamentos más básicos como analgésicos, tratamientos para la hipertensión o el colesterol elevado (en un país con altísimos índices de obesidad adulta e infantil), así como antidiabéticos, medicamentos para padecimientos mentales y una gran variedad de dispositivos de uso común como el *stent* de Carlos. Lo que alguna vez fue un problema exclusivo de los pequeños centros de salud o los hospitales más alejados de las áreas urbanas hoy ha alcanzado incluso a los Institutos Nacionales de Salud.

A finales de julio de 2021 se dieron a conocer fotografías del Instituto Nacional de Perinatología (INPer) en las que aparece un pizarrón blanco que anuncia los principales faltantes: bolsas recolectoras de orina, brazaletes para identificación, cubrebocas, agujas para tomas de muestra, antifaces para bebés prematuros, agua oxigenada y, seguramente, lo más impactante: ligaduras para el cordón umbilical; todo esto en un hospital dedicado a traer bebés al mundo.

Las historias cunden y se esparcen a través de las redes sociales. Cada vez son más los anuncios donde se solicita ayuda para encontrar un medicamento inexistente en las farmacias del sector salud.

Alrededor de las mismas fechas de lo ocurrido en el INPer, el Hospital Adolfo López Mateos del Instituto de Seguridad y Servicios Sociales de los Trabajadores del Estado (ISSSTE) se vio en la necesidad de cancelar o reprogramar diferentes procedimientos a decenas de pacientes debido a la falta de reactivos para el laboratorio, así como de pruebas de rayos X. No fueron pocos los pacientes que debieron realizarse sus estudios de imagen o sus análisis preoperatorios en el laboratorio privado que se encuentra cruzando la calle.

Durante los meses recientes hemos escuchado casi a diario la palabra *desabasto*, se ha convertido en el *statu quo* del sistema de salud en México. Y de algo así, nadie se salva. El desabasto ha afectado a los pacientes y a sus familiares por lo menos en una ocasión, y es muy probable que todos conozcamos a alguien que lo ha padecido. Sin embargo, muy poca gente entiende las dimensiones del problema y cómo es que esto va más allá de unos cuantos medicamentos faltantes.

Si tuviera que dar una definición rápida del actual desabasto en México, diría que es la falta de medicamentos e insumos que se originó a partir de una serie de malas decisiones del Gobierno al desmantelar el sistema de abasto que existía. No obstante, es evidente que el problema es mucho más complicado que eso, y es que el desabasto se encuentra íntimamente ligado a los orígenes de nuestro sistema de salud.

Un problema absurdo
de orígenes más absurdos

Formado por cinco grandes instituciones de salud y más de 30 sistemas estatales, el sistema de salud mexicano es único en el mundo, y uno de los más complejos. En principio, cada uno de los institutos y sistemas estatales se ocupaba de comprar sus medicamentos e insumos individual y desordenadamente. Así fue durante algunos años, hasta que todo se concentró en manos del Gobierno federal.

Aquí aparece la primera particularidad. En México, el Gobierno ha sido el proveedor de medicamentos de manera «gratuita» a los pacientes. Este modelo parte de la mecánica que desarrolló el Instituto Mexicano del Seguro Social (IMSS) que, desde su creación en 1943 y como parte del servicio a sus derechohabientes, entrega los medicamentos directamente mediante un complicado sistema de farmacias establecidas en cada una de las unidades de salud a su cargo. Posteriormente, este sistema fue replicado por el ISSSTE, los servicios médicos de la Secretaría de Defensa Nacional (Sedena), los de la Secretaría de Marina (Semar) y el de Petróleos Mexicanos (Pemex).

Aunque en un inicio la mayoría de los estados de la República mantenían dinámicas distintas y no entregaban las medicinas a su población, poco a poco se fueron haciendo cargo mediante compras directas de medicamentos a farmacias o proveedores locales y, con el tiempo, optaron por el mismo sistema que el IMSS.

Esta tarea resultaba complicada para cada una de las entidades e institutos. Ahora, abastecer un sistema de salud, insisto, único en el mundo de forma regular, eficiente y centralizada a todo el país se convirtió en una labor titánica.

Entre 2013 y 2018 el sistema conocido como «compra consolidada» ya era un mecanismo maduro y estable que logró ahorros significativos al asegurar mejores precios debido a los enormes volúmenes de compra.

Sobra decir que este método no era perfecto; ninguno en el mundo lo es. La enorme dimensión del proceso, los grandes volúmenes de adquisición y la complejidad de las negociaciones no estaban exentos de fallas que incluían desde colusión entre proveedores para fijar precios, bases y reglas de participación diseñadas «a modo», así como filtración de información y otras situaciones poco deseables en un sistema del que depende la salud de la población.

A finales de los años noventa y principios de este siglo, por ejemplo, existía lo que se conoce como un «pacto de caballeros» entre diferentes fabricantes de un mismo medicamento, pacto mediante el cual (de manera informal y con un apretón de manos) se acordaba no disminuir los precios por debajo de un límite determinado; así establecían el precio mínimo con el que todos concursarían en la misma licitación. En más de una ocasión, por cierto, alguno de estos fabricantes decidió «pasarse de listo» y ofrecer un precio menor a lo acordado, llevándose la licitación completa. Como es de esperarse, se ganaba de forma automática la enemistad de ese grupo.

Aunque en la actualidad se mencionen en los medios, este tipo de prácticas fueron cayendo poco a poco en el desuso debido sobre todo a dos factores: por un lado, la mejora en el sistema de compras gubernamentales CompraNet con la creciente capacidad de auditoría en la compra consolidada y, por el otro, el aumento de reglas de control interno y cumplimiento de políticas éticas (*compliance*) adoptadas por los laboratorios farmacéuticos y proveedores trasnacionales y extranjeros, así como algunos mexicanos.

Después de muchos ajustes y mejoras, para inicios de 2018 el sistema funcionaba de manera predecible, planeada y conveniente, tanto para los sistemas gubernamentales como para los proveedores. La compra consolidada abarcaba un enorme porcentaje de los medicamentos e insumos requeridos por el Gobierno federal y los gobiernos estatales y, desde 2013 hasta entonces, se presumieron ahorros sustanciales mediante este sistema.

Finalmente, las autoridades en la materia aprendieron a comprar medicamentos para todos los mexicanos que los necesitaran. Pero, hasta aquí, solo hemos visto la mitad de la ecuación. La segunda mitad, de seguro más compleja, incluye la distribución de todos estos productos en cada una de las farmacias de las unidades médicas de cada una de las instituciones contratantes. Como veremos ahora, la práctica de entregar los medicamentos de forma directa a cada uno de los pacientes nos pasa factura.

Si en todo el mundo la distribución de medicamentos representa una complicación logística, en México, debido al enorme volumen negociado, la geografía y el número de farmacias, la tarea es colosal. Si en algún lugar del mundo la distribución es clave para lograr un adecuado abasto en el sector salud, es en México.

LA DESTRUCCIÓN DEL SISTEMA DE ABASTO

Durante 2018 se organizó la última compra consolidada por parte del IMSS. Con el cambio de administración, la responsabilidad de todas las compras de cualquier cosa en el Gobierno mexicano quedaba a cargo de la Oficialía Mayor de la Secretaría de Hacienda y Crédito Público (OMSHCP). Desde que se anunció a finales de ese año, esta decisión parecía no tener sentido, por lo menos no en el sector salud. La compra de medicamentos e insumos destinados a tratar enfermos y salvar la vida de los pacientes requiere gente con experiencia y conocimiento muy especializado, ambos factores ya dominados por el IMSS de la administración anterior.

Para comprender la decisión, es importante tomar en cuenta el discurso político del gobierno actual. Bajo el estandarte de una supuesta «lucha contra la corrupción», la OMSHCP prácticamente desechó todo lo que ya se había logrado, al punto de llegar a desconocer los contratos establecidos con anterioridad.

A pesar del cambio abrupto, al inicio nada parecía distinto; esto se debió a que la última compra consolidada de 2018 garantizó el abasto de medicamentos durante el primer semestre de 2019; sin embargo, los contratos debían licitarse o, en su caso, renovarse a mediados de ese año. Este proceso tomó desprevenida a la nueva administración. Simplemente no sabían cómo hacerlo, o sus intereses estaban puestos en otra parte.

Además de la cruzada contra la corrupción, el Gobierno asumió la máxima que ahora conocemos como austeridad republicana, la cual promueve el ahorro de recursos en cualquier rubro que lo permita. No importa si se trata de educación, transporte o salud, la misión es detectar cualquier área de oportunidad que permita reducir el presupuesto y considerarlo ahorro.

La renovación del sistema de salud implicaba el manejo de un jugoso presupuesto de más de 51 mil millones de pesos que la Secretaría de Hacienda no dejaría ir. La indicación era hacerse de la mayor cantidad de recursos posibles para financiar los programas sociales del Gobierno; así, este enorme monto de adquisiciones era demasiado atractivo para los ojos de la nueva administración.

Cuando le explicaron a la OMSHCP cómo se llevaba a cabo el proceso de compra, adquisición y distribución, se dieron cuenta de que la distribución hacia cada una de las farmacias del sistema de salud gubernamental tenía un costo, transferido como un margen al precio final de los insumos o medicamentos. Con esta lógica, si lograban eliminar a los distribuidores en este proceso, este gasto se manifestaría como un «ahorro» y el Gobierno federal podría disponer de él. Pocas cosas pudieron ser más atractivas.

Deshacerse de los distribuidores no fue difícil. Bajo el argumento de que eran simples intermediarios y representaban un monopolio que solo encarecía la operación, esto a todas luces significaba corrupción, por lo que el presidente de la República firmó en persona un memorándum vetando a los tres distribuidores más importantes: Fármacos Especializados, DIMESA y Maypo. El Gobierno de México se quedó en ese momento, por decisión propia, sin medios ni expertos para distribuir los medicamentos.

Ya con el control total sobre las compras, la OMSHCP quiso organizar un par de licitaciones en 2019, las cuales fueron un rotundo fracaso como explicaré a detalle a lo largo del libro. El desconocimiento de los procesos internos, manejo de inventarios o la manufactura y normas de cumplimiento regulatorio de la industria farmacéutica hicieron que muchos fabricantes que no habían sido vetados prefirieran no participar. La respuesta del presidente de la República fue inmediata y categórica: los acusó de querer extorsionar y boicotear el sistema con el fin de recuperar prebendas. Con la acusación vino una amenaza: los medicamentos se comprarían en el extranjero, pasando incluso por encima de la industria farmacéutica nacional o extranjera legalmente establecida en México por varias décadas.

La llegada del Insabi, que a la postre se adueñó de los recursos y decisiones de abasto en el sector salud, solo lo empeoró todo, y buscar apoyo en un organismo de las Naciones Unidas fue un desastre.

Mientras tanto, los insumos faltantes en los anaqueles de las farmacias gubernamentales continúan en aumento. Por su naturaleza, el problema comenzó a afectar de inmediato la salud de los pacientes y, a la larga, ha cobrado la vida de muchas personas. Los pacientes están abandonados a su suerte.

El verdadero impacto
Lo sufren seres humanos

La colección de errores y malas decisiones que condujeron a la enorme crisis de desabasto que estamos viviendo requiere un análisis más detallado; lo haré en su momento, a lo largo de los siguientes capítulos. El problema debe abordarse desde distintas aristas sin perder el enfoque más importante: el impacto de estas carencias en el tratamiento de pacientes, en su calidad de vida (o sobrevida), la economía de sus familias y sus relaciones interpersonales. Más allá de errores de logística, estamos hablando de seres humanos. En este libro presento historias humanas, testimonios de pacientes que comparten la realidad cotidiana de un desabasto de medicamentos.

En su momento me detendré en el análisis del sistema de salud que propone el gobierno actual y abordaré por qué es cuestionable su gratuidad total, pero ahora debemos plantearnos las preguntas importantes: ¿qué hace un paciente o su familia cuando no encuentran los medicamentos que necesitan en la farmacia de su unidad médica? ¿Cuál es el impacto inmediato en su salud? ¿Cómo afecta esto a sus actividades diarias como el trabajo y la vida en casa?

Lo he vivido de cerca. Sin ser un usuario de los servicios públicos de salud, lo he padecido en mis familiares directos. Nadie en México está exento de sufrir este desabasto.

La situación se agrava más frente a la actitud de las autoridades: soberbia combinada con indolencia. Uno de los ejemplos más dolorosos y conocidos es el trato recibido por las madres y los padres de los pacientes oncológicos pediátricos, los niños con cáncer. En este libro hablaré sobre su situación, intrínsecamente ligada a la incompetencia que envuelve un sistema de autodefensa, que, en las voces de funcionarios arrogantes y poco humanos, se convierte en un claro ejemplo de trato poco digno a los pacientes.

En contraparte, existen historias humanas. Grandes ejemplos de solidaridad y empatía como son los trabajadores del hospital infantil donde tratan a Santiago. Médicos, personal de enfermería, paramédicos y trabajo social que de verdad sufren por encontrarse entre la espada y la pared. El deseo y los grandes esfuerzos por salvar una vida, o por lo menos disminuir el sufrimiento de un paciente, se ven mermados por la falta de recursos para poder hacer una medicina de calidad.

De los médicos y profesionales de la salud nadie habla y eso duele. En mi caso, lo tomo personal. Me enorgullezco de estar en contacto con cientos de amigos, familiares y conocidos que todos los días ponen en riesgo su trabajo, su prestigio o su libertad, al ejercer su profesión en un ambiente en el que faltan los insumos para llevar a cabo su vocación.

Por desgracia, encontrar más ejemplos de esta crisis no requiere esfuerzo. Al momento de escribir esta introducción me entero de la venta irregular de material de osteosíntesis (implantes, clavos y tornillos que utilizan los ortopedistas en sus cirugías) al interior del Hospital Balbuena, perteneciente a los servicios de salud de Ciudad de México. Como consecuencia, el director del hospital y el jefe del servicio de ortopedia fueron removidos de su cargo.

El problema en cuestión se suscitó cuando, para poder operar a un paciente que llevaba varios días en espera de cirugía, los familiares decidieron comprar el material por su cuenta y para ello recurrieron a una supuesta distribuidora que vendía los suministros dentro de las instalaciones del hospital. En el pasado, la adquisición de este material por parte de los pacientes se hubiera llevado a cabo de manera completamente legal, justo como lo narré en la historia de Carlos.

Sin embargo, con las nuevas disposiciones y el decreto de gratuidad absoluta de los servicios de salud, los distribuidores legales no pueden operar como solían hacerlo antes, dentro de las instituciones. Sin el Seguro Popular, el Hospital Balbuena no tiene dinero para comprar el material a un distribuidor; y al no permitirse cobrar una cuota de recuperación, todas las puertas están cerradas.

El material no estaba disponible en el hospital y a la familia le urgía que su paciente fuera operado. Tal parece que la vendedora ni siquiera era una representante formal de alguna empresa fabricante de implantes. Cuando los canales legales se complican, la ilegalidad toma su lugar. Cuando los pacientes o sus familiares están desesperados, recurren a cualquier cosa.

Desconozco las circunstancias o el involucramiento que pudieran tener los médicos cesados o las implicaciones legales hacia ellos. No estoy capacitado para opinar sobre su situación. Sin embargo, entiendo la desesperación de mis colegas al no tener los recursos necesarios para sacar adelante a un paciente.

El Instituto Nacional de Rehabilitación (INR), por ejemplo, ha pasado de realizar cerca de 30 cirugías diarias a solo 20 semanales. Y es que estos procedimientos no pueden programarse sin el material necesario. Hablamos de lesiones invalidantes como fracturas en la columna o en la cadera, pacientes con la cara destrozada que necesitan una reconstrucción para poder respirar correctamente y volver a comer por la boca.

Como dije, la frustración la comparten los pacientes, sus familias y el personal de salud. A los únicos que parece no importarles es a quienes mueven los hilos del abasto en el sistema.

¿HACIA DÓNDE VAMOS?

Es claro que nos encontramos en estado de crisis. Desmantelar el sistema de adquisiciones del sector salud será, con toda seguridad, una de las medidas de mayor costo político para esta administración.

El desabasto de medicamentos en México es el resultado de una surrealista mezcla de malas decisiones, incompetencia e ignorancia, aderezado con una enorme carga ideológica. Si alguien hubiera planeado que funcionara realmente mal, no habría existido una mejor receta.

El detalle de los pormenores, cifras y fechas ha sido comentado y revisado en diversos foros y medios por periodistas y analistas entre los que me incluyo, por lo que en este libro procuraré analizar y hacer entendibles el entorno, las circunstancias, los actores, las decisiones y consecuencias de estas al querer deshacer algo que no era perfecto, pero funcionaba, para dar paso a un abigarrado formato de compras, en el que han resurgido antiguos vicios y se han creado algunos nuevos.

Finalizo esta introducción con lo que parece ser lo más reciente de las decisiones absurdas en este galimatías. Según un reportaje reciente,[1] el Insabi se dispone a inaugurar una farmacia cerca de la zona de hospitales del sur de Ciudad de México. El objetivo sería proporcionar medicamentos de forma gratuita a los pacientes que lo requirieran, seguramente, con dos propósitos: por un lado, administrar de manera directa los medicamentos e insumos, sobre todo los de alto costo como son los oncológicos; por el otro, desentenderse de la fase final de la distribución de medicamentos, la famosa «última milla», como se le conoce dentro del argot de la distribución.

Una decisión como esta no solo es absurda, sino que va contra cualquier principio de optimización de recursos y reducción de costos; pero, más allá de todo, no está pensada en función de la comodidad o el bienestar de los pacientes. Si fuera así, los medicamentos estarían disponibles en cualquier farmacia pública o privada cercana a un hospital, no centralizados en farmacias a cargo del Gobierno.

Como veremos a lo largo de esta obra, la salud es demasiado seria para administrarse mediante ocurrencias, y el abasto de medicamentos requiere de amplio conocimiento y mucha especialización. No hay espacio para la improvisación y los experimentos pueden costar vidas.

Una vez más recurro a la analogía: en el caso del sistema de abasto de medicamentos, el Gobierno decidió quitarle el corazón al paciente sin tener siquiera un donador.

I

EL CÁNCER NO ESPERA

«Hemos regresado a la etapa en la cual nos dicen
cáncer y no tenemos la esperanza de pensar que
se va a salvar una vida».

—ESPERANZA PAZ, madre de un niño con cáncer
(Declaración en la presentación del informe
Cero Desabasto)

No hay mayor crueldad que un niño con cáncer. No solo por la enfermedad en sí misma, sino por la cantidad de afectaciones que habitan su existencia: el dolor, la fiebre, los vómitos prolongados, el frágil estado físico que esto provoca. Cuando a un niño se le diagnostica algún tipo de cáncer, el pronóstico es incierto; lo único seguro es que deberá recorrer un sinuoso y oscuro camino. Se requerirán muchos estudios, tratamientos, seguimiento, tecnología y dinero para saber cuál será su destino.

Los niños que consiguen un tratamiento atraviesan un calvario de dolor: viajes largos e incómodos, agujas frías, salas con aparatos aterradores y efectos colaterales de los medicamentos que pueden doblegar a cualquier adulto. En ocasiones, el cáncer produce fracturas, sangrados y moretones. Los niños tienen que soportar que se les introduzcan sondas por la nariz o al estómago, así como catéteres en el brazo o en el pecho; además, son propensos a la aparición de infecciones y, en la mayoría de los casos, tienden a quedarse sin cabello durante lapsos prolongados.

Debo aclarar que al hablar de cáncer no me refiero a una sola enfermedad, sino a muchas enfermedades en las cuales las células han comenzado a crecer de forma desordenada. Este crecimiento es lo que da forma a un tumor, que puede aparecer en cualquier parte del organismo y con diferentes formas y nombres. Los cánceres más frecuentes en los niños son los de las células sanguíneas, conocidos como leucemias. Los hay de varios tipos.

Los niños pueden también sufrir de tumores cerebrales y de la médula espinal, así como de las células nerviosas; ejemplos de esto último son el neuroblastoma o el llamado tumor de Wilms en los riñones. Hay cánceres de las células del sistema inmunológico como los linfomas de los tipos Hodgkin y no Hodgkin; también existe el rabdomiosarcoma en los músculos del esqueleto, el retinoblastoma en los ojos y diversos cánceres de huesos como el osteosarcoma.

En el momento en que un niño es diagnosticado con algún tipo de cáncer, la vida de toda su familia cambia. Nada volverá a ser igual. El padre o la madre dejarán o perderán su empleo, los hermanos deberán ayudar al paciente, los abuelos, los tíos y hasta los vecinos se convertirán en cuidadores voluntarios o involuntarios. En los casos extremos, la dinámica completa del hogar cambiará y el niño requerirá una habitación o un lugar especial en la casa. En México, con la gran cantidad de viviendas en condiciones precarias, impedir que un niño con tratamiento para su sistema inmunitario sufra de infecciones en las vías urinarias, digestivas o desarrolle neumonía es prácticamente imposible.

Después del tremendo golpe tanto a la salud como anímico, el impacto más significativo, o por lo menos el más visible, siempre será el económico. El cáncer es por definición una enfermedad catastrófica. Cuando un paciente lo sufre, la economía familiar lo reciente en más de 90% de los casos. Muy pocas personas en el mundo tienen el dinero suficiente para pagar por sí mismas un tratamiento contra esta enfermedad.

En su momento, el Seguro Popular llegó a financiar la atención de 15 tipos de cáncer infantil; pero como leeremos a lo largo de este libro, con la llegada del Insabi y la consecuente destrucción del Seguro Popular, la situación de los pacientes se volvió incierta.

En México, un tratamiento oncológico regular puede llegar a costar más de 160 mil pesos mensuales, que deberán cubrirse durante dos o más años. En consecuencia, las familias de estos pacientes cambiarán radicalmente su estilo de vida, su rutina, sus horarios de trabajo y quizá su lugar de residencia.

El caso de los niños con cáncer se ha convertido en el más representativo en cuanto al desabasto de medicamentos durante esta administración. No solo por ver a los infantes enfermos, sino también por sus familiares y su eterno peregrinar buscando una solución para garantizar el tratamiento de sus hijos.

Es probable que un paciente con cáncer comience su tratamiento con medicamentos citotóxicos. Esos fármacos son la base de lo que se conoce como quimioterapia y funcionan como un conjunto: deben administrarse en combinación con otros dos o tres simultáneamente. Al mismo tiempo, es necesaria la intervención de los inmunosupresores como el metotrexato, el cual ha sido el más socorrido durante esta crisis.

Cada tratamiento oncológico debe ser diseñado de manera específica. La receta se basa en una mezcla de medicamentos calculada para las características generales y el peso de cada paciente, el tipo de cáncer que padece, sus condiciones nutricionales, así como otros tratamientos que esté tomando. Si alguno de los ingredientes no coincide con la dosis requerida, el tratamiento no dará el mismo resultado; una terapia incompleta prolonga la enfermedad y el sufrimiento. En muchos casos, la sobrevida esperada podría no lograrse, y el paciente moriría.

No hay margen de error. Contrario a lo dicho por el doctor Jorge Alcocer,[1] secretario de Salud de México, los pacientes deben recibir cada componente de su quimioterapia en la dosis requerida, en las fechas estipuladas. De no ser así, se pierde el tiempo y los recursos se desperdician. Lamentablemente, en México estas inconsistencias se han convertido en algo cotidiano desde el inicio de la actual administración.

El desabasto de medicamentos contra el cáncer tomó a este gobierno por sorpresa. Por ello, vale la pena hacer algunos comentarios sobre la colección de calamidades a las que se enfrenta la comunidad más sensible y dolorosa de esta población: los niños.

Por ser fármacos especializados, es imposible contar con grandes inventarios de cuadros oncológicos en las unidades médicas y, a partir de que aparecieron las primeras carencias masivas a finales de 2018, los tratamientos programados comenzaron a posponerse o los pacientes recibieron esquemas incompletos. Algunos esquemas de quimioterapia deben administrarse con regularidad durante varios días, con algunas semanas de descanso para después volver a iniciar; desde luego, muchos padres de familia protestaron cuando estos comenzaron a presentar inconsistencias e intermitencias. No ayudó el hecho de que las autoridades se hubieran peleado de manera absurda con el proveedor más importante y, en algunos casos, el único productor en México de fármacos oncológicos, y tomó mucho tiempo para que se percataran de que se habían dado, coloquialmente hablando, un balazo en el pie.

Grupos de padres de familia y organizaciones que durante mucho tiempo han apoyado a niños enfermos de cáncer, como la organización Nariz Roja A. C., realizaron denuncias mediante activismo, mismas que no tardaron en llegar a los medios de comunicación. La indignación de la sociedad no se hizo esperar y al Gobierno le molestó terriblemente haber quedado en evidencia. Se inició así una cadena de desatinos por parte de las autoridades y de las instituciones, cuya primera reacción fue contradecir a los padres, a quienes se les acusó durante varios meses de estar mintiendo o exagerando.

Cuando el desabasto de medicamentos oncológicos quedó demostrado, los diferentes actores, tanto de la Secretaría de Salud como del IMSS y el ISSSTE, y desde 2020 el Insabi, comenzaron varias acciones de control de daños que, para ser honesto, no les salieron bien. Se desconoce el tamaño del problema, porque el conjunto de las instituciones de la medicina pública en México no sabe cuántos pacientes tiene. Al ignorar la magnitud del asunto y sin la capacidad de solucionarlo, las acciones que se llevan a cabo son descoordinadas y con un alto grado de improvisación. En el mejor de los casos, se intenta comprar lo que las unidades médicas consideran como un faltante y llevan reportando desde el verano de 2019.

El no tener proveedores para productos oncológicos es un problema difícil de resolver; por ello, lo que hemos presenciado ha sido una verdadera política de retórica en la que se hacen promesas una y otra vez. A estas alturas, las promesas incumplidas se convierten en mentiras. Reuniones van y reuniones vienen y las autoridades siguen mintiendo. En junio de 2021 padres de familia en el estado de Veracruz se manifestaron protestando porque los medicamentos que supuestamente habían llegado a México no se encontraban en los hospitales de esa entidad.[2]

En medio de los grandes desencuentros entre el Gobierno y los padres de estos niños, se dieron casos en los que las familias acudieron a sus citas solo para recibir más promesas o simplemente silencio. En otras ocasiones, sus interlocutores eran personas de rango menor, sin capacidad de decisión. En unas más, de plano, los dejaron plantados.

Con el pomposo nombre de «mesas de diálogo», se organizan reuniones entre los padres de pacientes pediátricos y las autoridades, quienes una y otra vez repiten las mismas historias y pretextos que en algunos casos llegan a sobrepasar el absurdo. Tal fue el caso del supuesto robo de medicamentos oncológicos que ya estaban listos para ser entregados, ocurrido en octubre de 2020.

En agosto de 2021 se dieron a conocer grabaciones en las que un padre de familia desesperado solicitaba al director de un hospital en el estado de Veracruz que por lo menos le diera una receta para comprar los medicamentos de su hijo por su cuenta. El médico se negó a dársela, imposibilitado para hacerlo, como ya lo comenté, por órdenes del Insabi.

Al final, se surte poco, se surte mal y sin ninguna lógica a la terapéutica de cada uno de los pacientes. El 7 de agosto de 2021 el IMSS sostuvo la cuadragésima séptima reunión con los padres de los niños con cáncer, durante la cual las autoridades «se comprometieron a garantizar el suministro de medicamentos oncológicos».[3] Por cuadragésima séptima ocasión, solo hubo promesas.

Quizá la parte más indignante ha ocurrido cuando las autoridades de salud han ignorado a estos pacientes, o incluso se les ha acusado de formar parte de un gran complot que busca desestabilizar al Gobierno. Desde declaraciones insensibles como las de Hugo López-Gatell al afirmar que son «intentos golpistas de la derecha», hasta reconocimientos cínicos sobre la incapacidad de poder mantener un abasto adecuado de medicamentos oncológicos para los infantes.

Aunque al momento de escribir este libro el problema está lejos de ser resuelto, existen personas que encuentran la manera de avanzar y resolverlo. Como ejemplo de ello, la organización Nariz Roja A. C. dio a conocer que por aportaciones voluntarias se reunieron más de 12 millones de pesos para beneficiar a niños con cáncer en 12 estados de la República.[4] Al final del día, la sociedad civil es quien responde por lo que el Estado no ha logrado, no puede o no le interesa solucionar.

Para entender plenamente el impacto de esta crisis en la vida de pacientes, familiares, cuidadores o amigos, analicemos a continuación historias de vida, de sufrimiento y de lucha, en medio del desabasto de medicamentos más grande que ha ocurrido en México.

Si tan solo fuera un sueño

«¿Blastos?», se preguntaba Juan Carlos mientras el médico le decía que de ahora en adelante la doctora Mónica atendería su caso. «¿Qué son los blastos?». La pregunta le golpeaba como un martillo en la cabeza. ¿Qué son los blastos? Todo mientras el doctor, con visible prisa, le entregaba el expediente de su hijo y comentaba lo último: «Ya me tengo que ir, la doctora Mónica, que es oncóloga, de ahora en adelante los va a atender».

La enfermedad, en muchas ocasiones, se presenta como un acertijo. Quizá la vida en sí lo es, pero el enigma se torna cruel cuando se trata de un pequeño de tan solo 6 años. Su nombre es Juan José. Un niño enamorado de la agricultura y de sembrar el maíz, la calabaza y el frijol en tierras chiapanecas, de franca sonrisa y amado por toda su familia. Uno de sus sueños es convertirse en veterinario, pero también coquetea con la idea de ser portero profesional de futbol.

Su historia es larga y, hasta el momento en que escribo esto, aún no ha terminado. Su expediente comenzó con un dolor en el codo derecho; sus papás pensaron que había recibido un golpe en un partido con su equipo llamado Colo Colo (en referencia al equipo chileno) y lo llevaron a un quiropráctico que no les dio muchas certezas. Después, los detalles fueron acumulándose cuando Juan José tuvo fiebre. La visita al médico fue inevitable; le diagnosticaron entonces tifoidea y le recomendaron que fuera al gastroenterólogo en la capital; realizaron el viaje de hora y media hasta Tuxtla Gutiérrez. Días después apareció otro síntoma: un dolor punzante en la rodilla que ni el ibuprofeno ni el paracetamol pudieron calmar; el especialista recetó esteroides, y fue lo único que aminoró su pesar.

Junto a los extraños malestares vino el primer estudio de 15 mil pesos. Juan Carlos no sabía bien de qué trataban esos primeros análisis, pero no cuestionó los motivos, no pondría en riesgo la vida de su hijo. Sucedió el primer golpe para la familia: Juan Carlos vendió su auto para liquidar las citas con especialistas y los estudios. Todos los resultados fueron negativos, así que Juan José siguió tomando esteroides para el dolor. No obstante, su cara se hinchaba y era visible a los ojos de los demás, sobre todo en la fotografía de la salida del kínder en la que sonreía, pese a que sus cachetes estaban visiblemente hinchados.

Las visitas a los expertos no pararon. La siguiente consulta fue con la infectóloga, pues en el anterior diagnóstico se hablaba de una posible bacteria en los huesos. Nada, ningún médico acertaba. El tiempo seguía corriendo y las dudas se acrecentaban.

Juan Carlos y su esposa deambulaban en un laberinto desolador, preocupados por las condiciones económicas en las que se encontraban; y es que, aunque Juan Carlos estudiaba un doctorado con beca del Consejo Nacional de Ciencia y Tecnología (Conacyt) y daba clases en una escuela particular, no tenía ninguna prestación, ni servicios de salud. El único remedio que encontraron fue a través del Seguro Popular, pero para ingresar al hospital tenían que contar con un diagnóstico, elemento del que no disponían. Juan Carlos habló con el primer doctor que le había realizado los estudios a su hijo. Su primera respuesta fue negativa, aduciendo que por cuestiones burocráticas le era imposible introducirlo; al poco tiempo, Juan Carlos recibió un mensaje para que acudiera al día siguiente al hospital de Tuxtla Gutiérrez: su hijo sería ingresado. Fue el primer respiro en medio del huracán y la posibilidad de soportar el despilfarro económico.

Por otra parte, el cuadro de Juan José empeoró hasta el hartazgo. Caminar le provocaba un mar de lágrimas, el dolor de sus rodillas y tobillos era prácticamente insoportable; los esteroides, le dijeron, ya no eran opción. Una vez ingresado al hospital, se realizaron los estudios de manera gratuita; para Juan Carlos era impresionante ver los ocho tubos de ensayo con la sangre de su hijo. Una semana después, el infectólogo citó a Juan Carlos de urgencia en la entrada del hospital para darle la noticia: «Hoy no tengo consulta, pero es urgente. Encontramos blastos en la sangre de su hijo, se le hará un aspirado. Ya me tengo que ir, la doctora Mónica, que es oncóloga, de ahora en adelante los va a atender».

Juan Carlos buscó en su celular el significado de los blastos. Descubrió que son células tumorales que aparecen en algunos tipos de cáncer como la leucemia, pero seguía sin entender. Después de varios meses, aparecían las primeras respuestas al padecimiento de su hijo; pese a ello, no fue sino hasta que la oncóloga Mónica decidió no perder más tiempo y mandó realizar nuevos estudios cuando por fin obtuvo el veredicto: «Su hijo tiene cáncer, es leucemia de alto riesgo».

Juan Carlos se desvaneció en el piso después de escuchar las palabras más duras de su vida. El aire de los pulmones se había esfumado. Cuando despertó, los enfermeros de oncología lo auxiliaban. Algo de su alma le exigió que se recuperara, pues no había tiempo para lamentarse. Después de recobrarse de la noticia, la oncóloga terminó de explicarle el diagnóstico de su hijo: le habían detectado un importante avance de la leucemia. Hizo hincapié en la escasez de medicamentos, así que tenían que actuar lo más pronto posible y llevar al niño a trabajo social para comenzar el tratamiento.

Si no fuera por el compromiso de la doctora Mónica, cientos de niños en el estado de Chiapas no seguirían vivos. La gestión de medicamentos a través de diversas fundaciones ha sido vital para su recuperación. En dicho hospital de Tuxtla Gutiérrez hay más de 200 niños con cáncer; la gran mayoría proviene de comunidades lejanas a lo largo del estado, por lo que llegar a cada cita de quimioterapia es una odisea.

A Juan José le programaron 146 semanas de protocolo, es decir, un aproximado de 40 quimioterapias; hasta el momento de la entrevista, lleva poco más de la mitad. Desde el primer cuadro que recibió Juan José, fue inmediato el apoyo de otros padres del área de pediatría oncológica. Situaciones límite como esta, además de mostrar la cara más cruda de la realidad, también reflejan la fraternidad entre los desconocidos. Por otro lado, el vaticinio de la doctora Mónica no solo resultó ser cierto, sino más terrible de lo que imaginaron: en julio de 2020 la insuficiencia de medicamentos alcanzaba el 50%, por lo que faltaba la mitad de los fármacos necesarios para los pacientes, entre ellos la vincristina.

Juan Carlos y otros padres de familia en una situación similar decidieron bloquear la calle enfrente del palacio de gobierno de Tuxtla Gutiérrez para exigir soluciones. Curiosamente y sin planearse, a la par ocurría el bloqueo del Aeropuerto Internacional de Ciudad de México por familiares en la misma situación. La desesperación no era de unos cuantos, sino la respuesta social a una constante de nivel nacional. Esto ayudó a que grupos de personas vulnerables alcanzaran la suficiente visibilización para generar lazos en distintos puntos afectados del país. Juan Carlos nunca se había manifestado en una vía pública, lo consideraba impropio, en especial para alguien con estudios de doctorado; sin embargo, la situación lo ameritaba: debía ir en contra de sus principios cívicos para salvaguardar la vida de su hijo y la de otros tantos niños que necesitaban ayuda. Ante una enfermedad como el cáncer, madres y padres harán lo imposible para mantenerlos con vida.

Gracias a su determinante acción, y a las gestiones que realizó la fundación Nariz Roja, los padres de familia fueron recibidos por las autoridades correspondientes y lograron conseguir algunos de los medicamentos faltantes. Con el paso del tiempo y a pesar de sus primeras convicciones sociales, Juan Carlos se convirtió en una especie de representante de familiares del área de pediatría oncológica y en la actualidad funge como mediador. La unión y complicidad entre estas familias es la razón por la que miles de personas en este país se han salvado, a pesar de la irresponsable actuación del Gobierno.

En la actualidad, Juan José se encuentra estable, sigue jugando en la parcela y trata de cumplir con sus tareas de la escuela, incluso a pesar de los mareos y el cansancio que le genera la quimio. Gracias a la labor de sus padres, su familia, los doctores y las fundaciones, su estado de salud ha tenido una notable mejoría. No obstante, en múltiples ocasiones los médicos malabarean con los medicamentos y alteran los protocolos de su tratamiento. La doctora Mónica prefiere que este se realice siempre, aunque sea con variantes, lo cual, como mencioné, no es lo más recomendable. Sin embargo, otros tantos niños no corren con la misma suerte y regresan a sus casas, a cientos de kilómetros del hospital, con el riesgo de tener recaídas o incluso de no volver a su siguiente cita. La incertidumbre sigue siendo un factor importante para los enfermos de cáncer; en este momento no existe garantía para que ningún ciudadano mexicano pueda llevar a cabo su tratamiento sin complicaciones. Mientras tanto, y a pesar de que su destino puso en el camino a la leucemia, Juan José puede disfrutar de su platillo favorito en la vida: las lentejas.

LLOVIÓ UNA TARDE DE DOMINGO

Alan fue el primer bebé en la casa. El corazón de la familia entera se expandió de inmediato para cobijar a quien se convertía en el hermanito pequeño de todos. Desde muy chico, Alan demostró que él también amaba a su familia y se preocupaba por ella: un niño encantador que siempre buscaba la manera de ayudar a los demás, especialmente a Yesenia, su mamá.

Creció en Santiago Jamiltepec, una localidad rural cerca de Pinotepa Nacional en Oaxaca, a cuatro horas de la capital del estado. Aprendió a caminar entre aves de corral, atraído siempre por la naturaleza que lo rodeaba. Además de los juegos infantiles en el campo oaxaqueño, el pequeño podía pasarse tardes enteras sin despegar los ojos del televisor.

«¡Nat Geo, Nat Geo!», gritaba, y se sumergía en los más diversos documentales sobre todo tipo de animales. Uno de sus sueños era visitar un zoológico y conocer leones, jirafas, cocodrilos y chimpancés.

A su amor por los animales se sumaba esa característica que lo hacía tan especial: Alan siempre tenía en mente un plan para ayudarle a su mamá y mejorar la situación económica en casa. En algún momento le propuso hacer un pequeño criadero de gallinas para vender huevos en su comunidad. Siempre se cuestionaba qué podían hacer para que no faltara la comida; de alguna manera, y debido a la ausencia de su padre en la familia, él tomó las riendas y se encargó de cuidar siempre de su madre y de su hermano Omar.

En mayo de 2020 Alan era ya un jovencito de 14 años que cursaba tercero de secundaria. Debido a la pandemia no asistía a clases, pero continuaba jugando en el deportivo local con sus amigos y convivía con sus vecinos, siempre dispuesto a hacer algo por quien lo necesitara. Una mañana calurosa de mayo, Alan despertó empapado en sudor, algo habitual en la zona costera de México; sintió también unas punzadas debajo de las costillas, pero no les dio importancia. Después vino la fiebre; sin embargo, pensó que se trataba de una infección estomacal y que sería algo pasajero.

El malestar continuó durante los siguientes días, pero él trataba de mantenerse en calma, convencido de que dentro de poco estaría como si nada. No obstante, la cosa no mejoraba, todo lo contrario. Despertaba muy temprano con fiebre y se bañaba con agua muy fría para bajársela, pues lo que más le preocupaba era alarmar a su familia. Así trató de solucionar el problema por su cuenta, con gélidos baños antes de que clareara el día, sin molestar a nadie. Continuó de este modo hasta que la intensidad de los dolores aumentó y la fiebre no bajaba ni con las duchas más heladas. Al enterarse, su mamá decidió llevarlo de inmediato a la clínica más cercana.

Al inicio, Alan fue atendido en el ISSSTE de Pinotepa Nacional, debido a que su madre era derechohabiente como parte de sus prestaciones como maestra de Matemáticas. Primero le hicieron análisis para descartar dengue, chikungunya y fiebre tifoidea, enfermedades comunes en la costa oaxaqueña. Todas las pruebas resultaron negativas. Sin embargo, el estado de salud de Alan empeoraba, la fiebre aumentaba y los dolores eran cada vez más agudos. El tiempo parecía comprimirse sobre su pequeño abdomen, sin permitirle un respiro. Debido a que en Pinotepa no se contaba con las instalaciones para realizar estudios más profundos, fue enviado de emergencia en ambulancia hasta una clínica de la misma institución en la capital del estado.

En Oaxaca de Juárez, lo primero que detectaron fue que su páncreas estaba inflamado; los médicos sospecharon que podía ser cáncer, pero la familia se negaba a creerlo. Tan repentino como los malestares de aquella mañana de mayo, el resultado fue además agresivo y desolador: a los 14 años, Alan fue diagnosticado con una leucemia muy avanzada. Por su edad, fue encauzado al área de pediatría oncológica del ISSSTE. Su familia estaba aterrada porque la pandemia continuaba expandiéndose y los contagios aparecían por todas partes en la ciudad. Los pacientes oncológicos tienen un sistema inmunológico endeble, así que esto aumentaba el riesgo para todos los niños del área.

La palabra *cáncer* suele llegar de frente, flotando como una tempestad ominosa e inminente para la que no se puede encontrar refugio; con ella también se hacen presentes las imágenes de sufrimiento, dolor y muerte. En muchas ocasiones, es la peor noticia, el anuncio de una fatalidad. Para millones de familias mexicanas esto también implica una crisis ineludible que devastará la economía del hogar: pruebas, tratamientos, traslados, medicamentos; todo para conseguir, en el mejor de los escenarios, calma después de la tormenta; en el peor, un poco de tiempo extra y una calidad de vida digna. Alan comenzó esa lucha contra la leucemia con la desventaja de haberle otorgado tiempo a una enfermedad que se alimenta de él para crecer y expandirse dentro de su cuerpo.

Quizá porque nos sabemos finitos, el tiempo es el recurso más valioso en nuestra vida, y cuando aparece una enfermedad persistente, se convierte en la realidad con la que medimos todo. ¿Cuánto tiempo queda? ¿En cuántos meses mejorará? ¿Empeorará? ¿Cuándo? Como médico, me queda claro que la muerte es nuestra única certeza y aplazarla es nuestra intención, así como ofrecer un panorama que permita la mejor calidad de vida durante el mayor tiempo posible. Pocas cosas resultan tan frustrantes para alguien que compite contra el tiempo para salvar vidas como perderlo en trámites, burocracia y largas esperas. Desafortunadamente, la situación para los pacientes en México es terrible, pues los tiempos de la enfermedad no son los mismos que los de la cura.

Desde la primera etapa de quimioterapia de Alan se asomaron los primeros problemas con la burocracia en la salud: el desabasto de medicamentos. El fármaco que hacía falta en la clínica era la vincristina. Así que, para atender al joven oaxaqueño, gestionaron la primera dosis mediante donación, a través de una fundación que al parecer la obtenía de manera irregular. Uno de los efectos colaterales del desabasto de medicamentos es que potencialmente pueden surgir personas sin escrúpulos que buscan lucrar con la crisis y, en consecuencia, con el dolor de los pacientes y sus familiares. En el caso de un niño con cáncer, toda la familia se encuentra en un estado de miedo e indefensión y pueden ser víctimas fáciles de cualquier vival.

Diana, la tía de Alan, es abogada y trabaja en el ayuntamiento de Santiago Jamiltepec; gracias a ello recabó la información necesaria para proceder legalmente contra las personas que negaron el tratamiento a su sobrino. No obstante, la intempestiva leucemia de Alan no permitió que continuara con la denuncia: desistió ante el dolor por la muerte de su sobrino.

Ella fungió un papel importante para gestionar a nivel jurídico el desabasto para los papás de esa área de oncología; les hizo ver que por acto constitucional todos tienen derecho a la salud, y que la renuente respuesta ante la carencia de medicamentos era completamente ilegal. A través de la ley de amparo por falta de atención médica, solicitaron al ISSSTE que surtiera a la brevedad los medicamentos faltantes, y que en caso de no encontrarlos, ellos podían indicarles en qué farmacia adquirirlos. Este trámite (juicio de amparo) parece imposible pero no lo es, el Consejo de la Judicatura Federal tiene defensores públicos que lo realizan de manera gratuita. De no ser por la labor de Diana, los demás familiares se quedarían en el limbo de la desinformación. Una de las grietas del sistema es justo esa: el conocimiento de los derechos de los enfermos en México y los procedimientos legales para dirigirnos a la institución son escasos y poco claros.

Sin considerar la dolorosa insistencia de los familiares del niño, el director del área involucrado en el caso accedió a recibirlos en una sola ocasión, exactamente el día en el que el martirio de la familia se convirtió en algo insoportable. El 28 de mayo de 2020 fue un martes tormentoso. La agonía de Alan se agudizó a partir de entonces; a lo largo de seis días no paró de gritar, lloraba constantemente por el dolor que le causaba la pancreatitis. Pedía agua, pero se la negaban porque, le dijeron, así el páncreas trabajaba en exceso. Su rostro acabó irreconocible, y la pesadilla más grande que le podría pasar a una madre le ocurrió a Yesenia: Alan falleció un domingo de lluvia.

2

RADIOGRAFÍA DE UN SISTEMA EN EMERGENCIA

Para entender las condiciones que han propiciado casos como los del capítulo anterior, debemos explicar cómo llegamos a este crítico estado. Como mencioné antes, la intención de este libro es que un problema tan grande se acerque al lector y se visibilice de modo que se aprecie el impacto en la condición humana de los afectados. Sin embargo, para comprender a profundidad los orígenes del problema, es necesario tomarnos un momento y revisar a detalle cada uno de sus componentes. Mi intención aquí es explicar de la manera más comprensible todos esos puntos que por lo general se desconocen debido a su naturaleza tan técnica. Así pues, trataré de ser lo más puntual en nuestro recorrido por el desabasto.

En el capítulo anterior hablé sobre los pacientes oncológicos pediátricos. Los niños con cáncer. Para abordar el grave problema de desabasto en nuestro país que propició situaciones lamentables como esa, comenzaré por hablar del que se ha convertido en el medicamento más famoso, o por lo menos el más mediático.

El metotrexato es un medicamento catalogado como inmunosupresor, es decir, disminuye las defensas del cuerpo y es por ello que se utiliza como la primera línea del tratamiento para muchos tipos de cáncer. Desarrollado en los años cuarenta, tiene múltiples utilidades en la medicina, sobre todo para enfermedades inmunológicas como la artritis reumatoide o la psoriasis. No obstante, es en los tratamientos oncológicos, como la quimioterapia, en los que su desabasto ha mostrado un mayor impacto.

Para su funcionamiento, las plantas farmacéuticas se dividen en líneas especializadas, en las cuales se producen diferentes productos. En algunos casos se fabrican jarabes; en otros, tabletas. La elaboración de polvos efervescentes requiere de condiciones específicas y todos los productos inyectables necesitan características de esterilidad extrema.

De igual manera, los medicamentos oncológicos como el metotrexato requieren una línea de fabricación muy especializada, ya que este tipo de sustancias pueden llegar a ser tóxicas si se tiene contacto involuntario con ellas. A menos de que se cuente con sistemas de aislamiento de última generación, las operarias y el personal femenino que se encuentren embarazadas deben mantenerse lejos de estos productos.

El metotrexato es un medicamento que perdió su patente desde hace muchos años, por lo que el margen de utilidad que tiene su fabricación es relativamente pequeño; por eso en la actualidad son pocas las empresas que se interesan en elaborarlo. De hecho, en México cinco compañías están autorizadas para ello, pero, para 2019, solo la empresa PiSA lo fabricaba. Que el metrotexato no sea un producto rentable no implica que sea un medicamento innecesario. Las absurdas políticas del nuevo sistema de abasto hicieron que se cancelara la producción de este y otros fármacos que se elaboraban en las plantas de PiSA. Así, México se quedó sin varios medicamentos contra el cáncer, incluido, por supuesto, el metotrexato.

Tras darse cuenta de que PiSA era la única opción viable para adquirir este producto, el Gobierno amenazó con buscarlo en el extranjero; así pues, el 21 de septiembre de 2019 arribaron al Aeropuerto Internacional Benito Juárez, de manera casi sorpresiva, 38 200 unidades de metotrexato compradas al laboratorio Mylan en Francia.[1] A la recepción de este medicamento asistieron el subsecretario Hugo López-Gatell y la oficial mayor de Hacienda, Raquel Buenrostro. Aunque esta impulsiva maniobra tenía como objeto tranquilizar a los padres de los pacientes pediátricos, la realidad es que el metotrexato es solo uno de los medicamentos oncológicos faltantes; tras todo el ruido mediático, aún faltaban varios productos por surtir.

Cada uno de los medicamentos importados desde Francia carecía de registro sanitario, un requisito indispensable para ingresar a México. Además, la ley es muy clara en solicitar que los marbetes, es decir, las etiquetas la información médica y los instructivos vengan en español. En este caso, todo el producto venía rotulado en francés. No es necesario mencionar el dolor de cabeza que esto ocasionó entre el personal de salud que administró el medicamento, independientemente del enorme riesgo de accidentes que podrían surgir por no contar con marbetes en nuestro idioma.

En un escenario normal, el producto habría sido registrado por un importador, quien debería haber mostrado una gran cantidad de requisitos como certificado de buenas prácticas de manufactura, pruebas de estabilidad, registro sanitario en la Unión Europea, etcétera. Nada de esto sucedió.

El caso del metotrexato es ilustrativo de un producto que se aplica directamente en los hospitales tras ser preparado, en combinación con otros fármacos, en una unidad especializada llamada central de mezclas; ahí, cada receta de quimioterapia se fabrica, por así decirlo, para cada paciente en particular. Sin embargo, el resto de los medicamentos, los que no son utilizados o manipulados en hospitales, se entregan a los pacientes en su unidad médica a través de una prescripción. Curiosamente, este no es el sistema que por lo general se utiliza en el resto del mundo.

Los sistemas de entrega de medicamentos en otras naciones son por completo distintos al de México. Para explicar estas diferencias, narraré cómo se lleva a cabo en otros países que se consideran modelos de eficiencia y buena cobertura en salud.

LA DISPENSACIÓN DE MEDICAMENTOS EN OTROS PAÍSES

Como consultor de la industria de la salud multinacional, es frecuente que clientes extranjeros me pregunten cómo es el sistema de «reembolso» de medicamentos en México, o qué fármacos son «reembolsados» por el Gobierno. Es decir, se habla de un proceso en el que cierta cantidad de dinero le será devuelta al paciente por alguna instancia una vez que este pagó por su medicamento en una farmacia; algo así como un seguro. Su sorpresa es grande cuando les explico que ese método no aplica en nuestro país y crece su asombro cuando les aclaro que se adquieren de forma «gratuita» y directa en las unidades médicas del Gobierno.

Cuando analizamos sistemas de abasto de medicamentos de otros países, no es raro ver que haya diferencias en los mecanismos de financiamiento, los presupuestos asignados, los trámites de atención a los pacientes o el sistema de pago. Sin embargo, sorprende que en todos ellos existen dos constantes: por una parte, no hay una gratuidad absoluta, ni en los servicios, ni en los medicamentos; por otra, en ninguno existen farmacias de gobierno ni medicamentos del sector salud.

Además de que en ninguno de estos sistemas existe una libertad absoluta sobre la prescripción de fármacos, llaman la atención dos importantes coincidencias con México: en primer lugar, la existencia de un formulario con los medicamentos autorizados, o que serán reembolsados; en segundo, se busca favorecer siempre, hasta donde sea posible, la prescripción de medicamentos genéricos debido a su menor costo.

El sistema de Estados Unidos se basa fundamentalmente en la medicina privada. Incluso los programas gubernamentales terminan apalancándose en aseguradoras o administraciones de salud privadas. Es por esta razón que no indagaré en la nación vecina, pero sí haré un rápido viaje por otros países.

Reino Unido

Este país cuenta con uno de los sistemas de salud más envidiados en el mundo, en el que la mayoría de los servicios médicos son públicos, siendo las prestaciones privadas la excepción. Aun así, la mayor parte de las consultas a los pacientes es proporcionada por médicos que ejercen en sus consultorios particulares y envían una factura al Sistema Nacional de Salud. De este modo, un paciente puede acudir a un médico que quede a unas cuadras de su casa y será atendido con el dinero de los impuestos.

Las recetas son expedidas por el médico familiar y dispensadas en cualquier farmacia local. La gran mayoría de los pacientes paga una tarifa fija por medicamento recetado (sea cual fuere), a menos que estén exentos por ser mayores de 60 años, menores de 18, estudiantes de alguna institución británica o pacientes con enfermedades crónicas o degenerativas.

En el caso de las personas hospitalizadas, los medicamentos se abastecen como en todos los nosocomios del mundo: en su propia farmacia. Allí mismo se surten las recetas de los pacientes que son dados de alta, a los que usualmente se les brinda un suministro de unos pocos días, para luego dar continuidad a su receta con su médico de cabecera. Por lo general, los medicamentos se entregan en sus paquetes originales o son envasados y etiquetados de forma personal por el farmacéutico, quien los tiene a granel. Alrededor de 80% de los medicamentos surtidos son genéricos y el 20% restante son de marca.

Francia

Francia cuenta con un excelente sistema de atención médica que permite que todos los pacientes sean tratados y se les reembolsen los gastos de manera total o parcial, de acuerdo con una tabulación basada en su nivel socioeconómico, sus ingresos (tasados con el formulario del impuesto sobre la renta) y los gastos familiares, como el número de hijos que mantienen. Todos estos fondos son administrados por la Seguridad Social (Sécu, como abreviatura de su nombre en francés).[2]

Existe además un seguro mutual complementario a los reembolsos de la Sécu y su contratación es obligatoria para todos los empleados y quienes trabajan por su cuenta, algo parecido a estar dado de alta en el IMSS.

Hasta ahora parece algo familiar, pero en cierto punto el proceso toma un rumbo distinto. Los pacientes acuden siempre a médicos particulares y al terminar la consulta se les otorga una receta en la que se indica el nombre del médico, su número de registro con su cédula o número de licencia, la escuela de medicina donde obtuvo su título y sus especialidades, si las tuviera.

El paciente paga al médico general 25 euros e inserta su tarjeta inteligente Vitale en la caja electrónica del consultorio para que la cuenta sea reembolsada a los cuatro días. Posteriormente, la Sécu envía la información a la mutual de seguros, que paga el importe restante. No todas las compañías de seguros mutuales reembolsan al 100%, por lo que el monto depende del contrato que se haya firmado.

Las consultas médicas y los medicamentos asociados solo son gratuitos en ciertos casos, como en los de personas que sufren de enfermedades crónicas como el cáncer, la diabetes o el Parkinson. Los ciudadanos con ingresos muy bajos se benefician de la CMU o Couverture Maladie Universelle (Cobertura Sanitaria Universal). Estos pacientes tienen la cobertura de una mutual sin costo. Por último, los pacientes convalecientes pueden surtir sus medicamentos en cualquier farmacia que elijan, aunque la norma es la de solo surtir medicamentos genéricos, ya que son reintegrados por la Sécu. De cualquier forma, si el paciente opta por un medicamento de marca, puede acceder a este sin inconvenientes.

Finlandia

Con los mejores sistemas de educación, protección social y de salud, Finlandia es sin duda un reflejo de las políticas sociales más avanzadas en todo el mundo. En este caso, el proceso para obtener una prescripción en una consulta es siempre el mismo, independientemente de que el consultorio sea privado o público. El paciente recibe la receta impresa o de forma electrónica, y esta se almacena en un expediente en línea.

En Finlandia no hay farmacias ni medicamentos empaquetados para el Gobierno. Una vez más, todos se distribuyen a través de negocios privados. El paciente acude al que mejor le convenga y con su número de identificación es localizado en el sistema virtual, en el que aparece la receta que debe surtirse. Aunque en la prescripción el médico escribe el nombre del medicamento del laboratorio que considere pertinente, la farmacia tiene la obligación de ofrecer opciones, sea de otra marca o genérico, siempre y cuando incluya el mismo compuesto activo y la misma formulación. La decisión final es del paciente.

Los pacientes siempre pagan por sus medicamentos; los que vienen incluidos en la receta tienen un descuento que es cubierto por la Seguridad Social del Gobierno. No obstante, existe un tope máximo de gasto de 600 euros por año. Es decir, el usuario paga de su bolsillo hasta que acumule esa cantidad, y el Gobierno pagará el excedente que se requiera si durante ese periodo el gasto sobrepasa el límite. También existe un cargo por dispensación de uno a dos euros por medicamento cada vez que se surten.

Al igual que los que mencioné antes, este es un sistema eficiente y simple para los destinatarios del servicio: los pacientes. Y aunque se puede debatir sobre la no gratuidad, esto en realidad es una constante en los países que garantizan el acceso a la salud a su población. En contraste, analicemos el fenómeno en México.

La peculiar situación de las farmacias del sector salud en México

Todos lo hemos vivido: el enorme dolor de cabeza que implica obtener los medicamentos en el sector salud. El proceso es bien conocido: un derechohabiente del IMSS o del ISSSTE, después de ser atendido por un doctor, recibe una receta con un formato especial que deberá surtirse en la farmacia ubicada dentro de las mismas instalaciones donde se llevó a cabo la consulta. La mayoría de las veces es necesario hacer una larga fila, esperar a que la farmacia abra o el encargado regrese a su turno.

A lo largo del tiempo, ha habido inconsistencias en los inventarios y los pacientes no reciben el 100% de los medicamentos de su prescripción. Antes de 2018, en algunos casos, la receta tenía algún faltante, producto de un mal cálculo en los catálogos o debido a algún problema logístico. Si este era el caso, el paciente debía regresar en determinado tiempo y no era raro dar dos o tres vueltas hasta por fin obtener el medicamento. Recetas incompletas que se surtían con el paso y la pérdida del tiempo. Ese era el antiguo desabasto.

En los últimos tres años, además de los faltantes en las farmacias, los pacientes con enfermedades crónicas o que requieren nuevas dosis de su tratamiento enfrentan un problema logístico adicional: deben regresar a la consulta en intervalos de 30 días en promedio. El problema es que, en ocasiones, no hay citas disponibles en ese lapso; de este modo, se genera un absurdo: el paciente ha terminado su dotación de medicamento, pero no hay manera de obtener una nueva receta que además tiene una fecha de caducidad, luego de la cual no puede ser surtida.

Para comprender la titánica tarea del abasto de fármacos en nuestro país debemos conocer una serie de factores y variables que intervienen en todo el proceso de selección, compra, distribución, prescripción y entrega de dosis a cada paciente. Hacer que cada habitante de nuestro país tenga acceso a medicamentos suficientes y de calidad, ya sean adquiridos por su cuenta en el sector privado o a través de la medicina institucional, requiere diversos pasos y el engranaje entre diferentes disciplinas con un grado de previsión a largo plazo.

El sistema de salud en México se clasifica en privado y público. En el caso del primero, la población paga los servicios, medicamentos y honorarios de su bolsillo, ya sea de forma directa o a través de un seguro de gastos médicos o una administradora de servicios de salud. Si bien mucha de la información aquí presentada aplica tanto para la salud en el ámbito privado como en el público, para fines prácticos hablaremos del sistema público.

México es la decimoquinta economía del planeta, con más de 120 millones de habitantes, y sus necesidades de salud son terriblemente variadas. Aunque según el Inegi su pirámide poblacional ya no muestra una enorme base consistente en niños y adolescentes,[3] los habitantes menores de 24 años siguen siendo mayoría, al mismo tiempo que la población de 50 años o más comienza a crecer en número y la esperanza de vida ya supera los 76 años.[4] Cuando estos pacientes no tienen la capacidad económica para pagar la atención en la medicina privada, deben acudir a los servicios de salud federales o estatales; hasta el año 2019 el costo de estos servicios era cubierto por una combinación de cuotas de recuperación que cobraba cada unidad médica y una cantidad proveniente del Seguro Popular.

Hablando de la medicina pública institucional, el paciente puede estar afiliado al IMSS, ISSSTE, los servicios de salud de Petróleos Mexicanos (Pemex) o los de las Fuerzas Armadas; de este modo, recibirá toda la atención y medicamentos sin pagar de su bolsillo, ya que su afiliación se cubre con parte de su salario o forma parte de una prestación directa, como en el caso de las Fuerzas Armadas. Pese a ello, casi 50% de la población mexicana no tiene acceso a la medicina pública.

Una particularidad de las instituciones de salud en México era su autonomía en el manejo de sus recursos y toma de decisiones sobre el abasto de sus medicamentos. Hace 20 años, por ejemplo, algunas instituciones como el IMSS y Pemex decidieron surtir de más las prescripciones para evitar quejas de los pacientes, por lo que no era raro ver que un paciente saliera de la farmacia hasta con 100 días de tratamiento para una infección. Lo anterior, por supuesto, ocasionaba desajustes en los inventarios, con el consecuente desperdicio.

Para comprender cómo se administran y surten los medicamentos en México, debemos conocer cómo se catalogan. Los fármacos del sector salud se identifican mediante números denominados «claves»; para efecto de lo que trataré en este libro, al hablar de «clave» me referiré a los medicamentos que adquiere el Gobierno de forma individual. Como explicaré más adelante, algunos tratamientos tienen claves que solo pueden ser prescritas por especialistas, como es el caso de los antidepresivos; por lo tanto, si algún médico general las apunta en la receta, estas no deberían surtirse. Esta medida previene un uso excesivo o una indicación no prevista de ciertos medicamentos.

Respecto a su elaboración, existen dos tipos de medicamentos: los genéricos, que por lo general vienen envasados con colores y leyendas del sector salud, y los medicamentos con patentes y marca comercial, los cuales llevan solo un distintivo de propiedad del sector salud. Las farmacias de las unidades médicas, hay que decirlo, siempre han significado un problema en mayor o menor escala. Si bien es cierto que su existencia está justificada en poblaciones alejadas en donde no podría entregarse el medicamento de otra forma, también es verdad que es ahí mismo donde tienden a faltar medicamentos básicos y, con más razón, los especializados.

Una de las mayores complicaciones surge cuando un paciente que vive en una zona rural se traslada a una unidad médica de alta especialidad en área urbana y requiere seguimiento con fármacos que también son especializados. Al regresar a su población, es muy probable que la farmacia de su unidad médica de primer contacto no cuente con ese tipo de medicamentos, ya que, como lo describí antes, solo pueden ser prescritos por un médico especialista. En este caso, el paciente tiene dos opciones: viajar de manera periódica a la unidad especializada, con los problemas que esto genera, o pedir que se haga un complicado trámite para que su medicamento sea enviado a su unidad médica. De esta forma se pierde la continuidad de los tratamientos para padecimientos como la diabetes, el colesterol elevado, o los que requieren los pacientes que han sufrido infartos o procedimientos quirúrgicos complicados.

Las farmacias de las instituciones de salud son atendidas y administradas por personal interno sindicalizado. Por ello, se encuentran sujetas a los horarios, condiciones laborales y disponibilidad del personal asignado. Así pues, no es raro ver farmacias que operan solo medio turno o con una sola persona; surgen entonces las enormes filas de pacientes afuera de las farmacias de las unidades médicas, algo que se ha convertido ya en una imagen icónica.

Por otra parte, al igual que las farmacias privadas, aquellas que pertenecen a las instituciones no son atendidas por farmacéuticos profesionales. De hecho, son pocos los graduados de escuelas y que conocen a fondo sobre farmacología y la dispensación de medicamentos, interacciones medicamentosas (qué tan compatible es un medicamento con otro) o efectos secundarios. A diferencia de los países antes vistos, en México la enorme mayoría de las farmacias privadas, y prácticamente todas las gubernamentales, se encuentra a cargo de empleados sin una carrera universitaria en farmacia.

Teniendo en cuenta la referencia de otros países, y tras revisar el modelo mexicano, vienen preguntas medulares: ¿por qué tenemos farmacias del sector salud? ¿Por qué en México los pacientes reciben medicamentos fabricados ex profeso para el Gobierno?

Para responder, debemos entender el origen de estas farmacias gubernamentales. Cuando las instituciones de salud se fundaron en la década de los cuarenta, específicamente el IMSS, la intención era proveer a la población de una atención integral, incluyendo tratamientos médicos, sin que el paciente tuviera que gastar un peso o trasladarse más allá de la clínica de su localidad. Tomemos en cuenta que, en ese momento, las farmacias particulares como las conocemos hoy en día no existían.

La filosofía original era adquirir los insumos a través de compras directas de las unidades médicas a las farmacias o laboratorios, situación que de inmediato se complicó al crecer el número de derechohabientes y las unidades médicas para atenderlos. Fue entonces cuando las compras se centralizaron, por lo menos de forma institucional, para que las farmacias del sector salud fueran abastecidas con más eficacia. Paradójicamente, el problema de desabasto que vivimos tal vez no existiría si no fuera por este absurdo mecanismo basado en las farmacias institucionales.

En México, en sentido práctico, todos los pacientes que están afiliados a alguna institución o que acuden a los servicios de salud pública deben recibir toda la atención de manera integral y «sin costo alguno». Aunque de primera intención este planteamiento pudiera parecer correcto y justo, el método con el que se lleva a cabo en nuestro país es, además de único en el mundo, impráctico, ineficiente y caro.

CLASIFICACIÓN DE LOS MEDICAMENTOS E INSUMOS

Para su manejo, prescripción y venta, los medicamentos e insumos para la salud tienen diferentes clasificaciones. Fundamentalmente, existe una clara separación entre los medicamentos que pueden ser adquiridos sin necesidad de una receta y los que requieren un control médico, aunque al final, en el sector salud, todos los pacientes recibirán una receta escrita con la cual pasarán a la farmacia de la unidad médica correspondiente sin importar el tipo de medicamento.

Como en la mayoría de los países, en México la primera clasificación para los medicamentos consiste en aquellos que necesitan de una receta para ser suministrados al paciente y los que no la requieren, aunque la tipificación final es más complicada que eso. La Ley General de Salud clasifica a los fármacos en seis grupos o «fracciones»:

Fracción I. Son los medicamentos conocidos como psicotrópicos y son los más vigilados de todo el cuadro. Normalmente son anestésicos, analgésicos potentes como la morfina y sus derivados, narcóticos sintéticos como el fentanilo y medicamentos neuropsiquiátricos que pueden llegar a causar dependencia.

Para prescribir estos medicamentos, los médicos deben solicitar a la Secretaría de Salud un recetario especial, del cual se lleva un registro minucioso por cada receta emitida. La receta es surtida y retenida por la farmacia, que debe llevar un estricto control de sus inventarios y dejar anotados en libretas especiales los movimientos que se tengan sobre cada una de las piezas (tabletas, cápsulas, parches o ampolletas) que surten. Por su origen narcótico, algunos de estos productos son vigilados en su manejo y cualquier desviación puede ser perseguida por la Fiscalía General de la República (FGR).

Debido a que el manejo de estos medicamentos es tan complicado, su proveeduría, almacenamiento, distribución y dispensación es limitada. Es por ello que muchas farmacias privadas prefieren no venderlos, lo cual representa problemas para los pacientes con padecimientos crónicos como el cáncer o enfermedades terminales que necesitan analgésicos potentes para manejar su dolor.

Fracciones II y III. Este tipo de medicamentos son normalmente neurolépticos, es decir, están diseñados para tener efecto en el sistema nervioso central. Si bien no son tan potentes como los psicotrópicos y por lo tanto no requieren de una receta especial (ni son vigilados por la FGR), la Ley General de Salud establece que deben de ser surtidos solo bajo la presentación de una receta que la farmacia retendrá después de suministrar dichos fármacos.

En el caso de los medicamentos fracción II, como el alprazolam o la clozapina, la receta se surte en una ocasión y se retiene; en cuanto a los de fracción III, como la fentermina o imipramina, la receta puede ser surtida por tres ocasiones en un lapso de seis meses, tras lo cual la farmacia se queda con ella. Una vez más, este control

representa una complicación operativa para los establecimientos privados, los cuales deben llevar un registro por
escrito de cada unidad dispensada. Además, son pocas
las farmacias que deciden sí comercializarlas, aunque no
como en el caso de la fracción I.

Fracción IV. Este es el grupo más controversial, por lo
que lo describiré más a detalle. La fracción IV incluye
a todos los medicamentos de uso común en enfermedades que no son tratadas con fármacos de las fracciones I,
II y III, pero su uso es lo suficientemente delicado para
requerir una prescripción médica. Aquí se incluyen medicamentos para enfermedades como la hipertensión arterial, diabetes, colesterol, algunos tipos de migraña y la
mayor parte de los anticonceptivos, entre otros.

Aunque estos medicamentos contienen en sus empaques una leyenda que dice: «Su venta requiere receta
médica», este es un requerimiento que se ha pasado por
alto durante décadas. Todos sabemos que existen medicamentos que podemos comprar en el mostrador de la
farmacia y el dependiente nos los dará con mostrarle solo
el nombre en un papel o, en el mejor de los casos, en una
antigua y desgastada receta.

Curiosamente, en esta misma fracción se encuentran
clasificados los antibióticos y antivirales. Hasta el año 2009
este tipo de medicamentos se surtían sin receta, pese a
contener la leyenda mencionada. Sin embargo, durante
la pandemia de influenza H1N1, las autoridades de salud

y algunos analistas observamos que una gran parte de la mortalidad se encontraba en pacientes que habían sido mal tratados previamente con antibióticos, o peor, que se habían autorrecetado este tipo de tratamientos.

Esta automedicación, sin la consulta previa de un médico, llevó a que muchos pacientes no acudieran a tratarse como era debido y dentro del tiempo adecuado.

Como consecuencia, las autoridades sanitarias instauraron una medida extraña: se giró una orden a través de un memorándum para que los antibióticos requirieran una receta escrita para su venta. No obstante, esta receta sería retenida. En la práctica, los antibióticos pasaban a ser fracción III, aunque en realidad siguen siendo fracción IV, pero son los únicos medicamentos de este segmento para los cuales se solicita una receta de manera obligatoria.

Fracciones V y VI. En este grupo se contemplan los llamados medicamentos de libre venta u OTC (por las siglas en inglés para *over the counter*). Han probado eficacia y seguridad mediante estudios clínicos, a tal grado que pueden ser vendidos directamente al público con las instrucciones de uso en el empaque. En este grupo es común ver jarabes para la tos, analgésicos, medicamentos para la diarrea, entre otros.

Otros insumos

Sustitutos de leche materna. Aunque no reemplazan la alimentación del seno, funcionan como auxiliares en la nutrición de bebés con requerimientos especiales.

Nutricionales y suplementos alimenticios. Se utilizan en pacientes con necesidades especiales de nutrición, como aquellos que padecen cáncer o deben someterse a cirugías digestivas.

Material de curación. En este grupo se contemplan antisépticos, vendajes y gasas, que se utilizan en clínicas y hospitales.

Dispositivos médicos. Una clasificación muy amplia que incluye aparatos avanzados como marcapasos, válvulas cardiacas, suturas, catéteres (como los que se usan para administrar medicamentos intravenosos), jeringas, sondas (tubos para la entrada y salida de líquidos al cuerpo), condones y otros más.

EL REGISTRO SANITARIO Y LA CLAVE

Para ser utilizados, prescritos o vendidos, todos los medicamentos necesitan tener un registro sanitario. Esto ocurre en la mayoría de los países y es común que se haga con los mismos estándares. De este modo, para que un medicamento nuevo entre a México, como lo mencioné en el caso de los oncológicos que se importaron de Francia, lo primero que se requiere es un registro que se tramita en la Comisión Federal para la Prevención Contra Riesgos Sanitarios (Cofepris).

En muchas partes del mundo, los productos que son pagados o reembolsados por los sistemas de salud gubernamentales pertenecen a un formulario, o bien, una colección de medicamentos que han sido aprobados por los expertos y que el Gobierno está dispuesto a pagar para atender a sus ciudadanos. En el caso de México, a este formulario se le denominaba Cuadro Básico de Medicamentos.

En la práctica, podemos decir que existían dos tipos de cuadros básicos. El primero y el más grande, el Cuadro Básico Interinstitucional, en el que se encontraban registrados todos los medicamentos que pueden ser adquiridos por el sector salud. Esta definición la realiza el Consejo de Salubridad General, quien se encarga, en este caso, de determinar qué productos entran o son dados de baja de este catálogo. Cuando un producto logra la inclusión en el cuadro básico, se le asigna la clave que ya mencioné.

El haber sido incluidos en el Cuadro Básico Interinstitucional era solo el primer paso para poder ser adquiridos. Cada una de las instituciones contaba con un segundo cuadro básico específico para su operación. Los comités de expertos dentro de cada uno de los servicios de salud tomaban la decisión de qué productos eran incluidos en este catálogo. De este modo, los proveedores debían trabajar para ser listados en cada uno de estos cuadros básicos, y posteriormente concursar en procesos licitatorios.

Durante la década de los noventa estuve presente en algunos procesos en los que se determinaban cuáles insumos serían incluidos. En ese tiempo, tanto Pemex como la Secretaría de la Defensa Nacional tenían la libertad de asignar dentro de sus cuadros básicos productos con marcas comerciales específicas si, a criterio de los especialistas, eran las mejores opciones para tratar a sus pacientes.

A partir de 2019 el Consejo de Salubridad General revisó el cuadro básico y cambió su definición al de Compendio Nacional de Insumos para la Salud. En ese año desaparecieron los cuadros básicos de cada una de las instituciones, de tal modo que existe un formulario único para el proceso de compra centralizada, del que hablaré en su momento.

Como podemos observar, la variedad de insumos que el sector salud necesita para funcionar y proporcionar un servicio eficiente es enorme y variado. Desde una minúscula toallita de algodón hasta un avanzado marcapasos, pasando por medicamentos de todo tipo, *stents* para las arterias cardiacas o bolsas para recolectar orina. Cada uno de estos artículos debe ser catalogado, buscado, presupuestado y sometido a un concurso para su adquisición final.

El origen de los insumos

La salud, como servicio y como industria, se desarrolla en un entorno globalizado, por lo que hoy en día no existe un solo sistema de salud que no requiera insumos elaborados en diferentes partes del mundo.

Si bien muchos países, incluyendo México, tienen sus propias industrias farmacéuticas con la capacidad de fabricar o acondicionar medicamentos, son pocas las naciones que cuentan con centros de investigación farmacéutica donde se desarrollan nuevas moléculas o nuevos fármacos.

Para adquirir sus insumos, el sector salud puede recurrir a proveedores nacionales o extranjeros; el único requisito es que cuenten con una representación legal que les permita hacer negocios directamente con el Gobierno. Esta representación es muy importante porque, como lo veremos más adelante, puede otorgarse a un tercero. Esto sucede cuando las empresas son demasiado pequeñas como para sostener el gasto de un equipo legal y comercial o, como sucede en muchos casos, cuando las empresas se encuentran en el extranjero y contratan a un representante en México.

El sector salud tiende a adquirir medicamentos genéricos en su mayoría, ya que esto presenta enormes ventajas. La primera es el precio, pues suelen ser más baratos que los llamados medicamentos originales. Los genéricos pueden ser adquiridos de fabricantes nacionales o, como sucede en todo el mundo, de industrias que venden a grandes volúmenes y a precios muy reducidos y se encuentran establecidas por lo regular en países asiáticos como la India y Pakistán.

Cuando los medicamentos no están disponibles en su versión genérica, como en el caso de aquellos cuya patente no ha vencido, se compra el original con el fabricante establecido en México. Algunos medicamentos especializados solo se encuentran en el extranjero y son adquiridos mediante una representación comercial.

Una particularidad del sistema de salud de México es que requiere que sus proveedores acondicionen los medicamentos, envasándolos en empaques especiales rotulados con la clave del Compendio Nacional de Insumos para la Salud correspondiente, antes Cuadro Básico. El empaque, además, deberá contener la leyenda «Para uso exclusivo del sector salud. Prohibida su venta».

Esta medida resulta relativamente práctica en el caso de los medicamentos genéricos que sean fabricados o acondicionados exprofeso para el sector salud; aunque, si fueran de patente o con marca, se admite que solo se agregue una etiqueta con la clave correspondiente y la leyenda descrita arriba. Como ya se mencionó, este requisito no es necesario en ninguno de los sistemas de salud más avanzados en el mundo.

La adquisición de dispositivos médicos suele ser menos rígida. La selección de los productos puede hacerse basada en un requerimiento específico de los médicos, las instituciones o mediante criterios de selección más amplios. Por ello, es contrastante que la adquisición de un marcapasos sea un proceso tan elaborado mientras que la solicitud de suturas pueda hacerse a cualquiera que cumpla un parámetro determinado por las técnicas quirúrgicas.

La evolución del sistema de abasto en las últimas décadas ha venido acompañada de un cambio en el origen de los insumos. El aumento en el número de medicamentos genéricos disponibles ha provocado que cada vez sea mayor el volumen de compras de este tipo de fármacos a fabricantes nacionales o, en casos muy específicos, a fabricantes asiáticos.

Bajo estas condiciones, fueron muchas las empresas mexicanas que se desarrollaron a lo largo de los años, algunas de ellas con el objetivo de proveer de tres o cuatro medicamentos al sector salud. Son estos proveedores los que han sido más afectados por la complicada metodología, las decisiones y sinsentidos del nuevo sistema de adquisiciones.

CÓMO SE DISTRIBUYEN LOS MEDICAMENTOS

Para entregar cada pieza de medicamento comprada a cada una de las farmacias se requieren conocimientos especializados y una logística impecable. Los distribuidores de medicamentos son empresas creadas para hacer llegar los insumos de salud a cada uno de los lugares donde serán utilizados. Es un error común pensar que los fabricantes son también los distribuidores; los laboratorios farmacéuticos o las empresas fabricantes de dispositivos médicos se especializan exclusivamente en eso, y muy pocos tienen la capacidad para distribuir su producción; por ello, recurren a otras empresas para tal tarea. Al final, los distribuidores de medicamentos son el último eslabón en la cadena de suministro.

El modelo de distribución de insumos para la salud es similar en todo el planeta, con la diferencia de que en México se realiza para diferentes agencias gubernamentales. Debido a la cantidad de recursos necesarios para poder llevar a cabo el manejo y la logística de cientos de miles de piezas de medicamentos, material de curación y otros insumos, las empresas de distribución suelen manejar grandes cifras de negocio, aunque sus márgenes de utilidad no sean tan grandes.

En Estados Unidos, por ejemplo, McKesson Corporation, la empresa de distribución más grande de ese país, reportó ventas por más de 230 mil millones de dólares en 2020 y tiene como clientes a 50% de los hospitales y 20% de los médicos de la unión americana.

En Europa, donde prácticamente no existen fronteras, un puñado de distribuidores de gran tamaño se encargan del manejo de los insumos, desde los fabricantes hasta las farmacias finales que, como se explicó con anterioridad, no pertenecen al Gobierno.

Algunos distribuidores se han convertido en importantes grupos de administración de servicios de salud, sobre todo en Europa, en donde cuentan con cadenas de farmacias y consultorios de atención directa hacia los pacientes. Su modelo de negocio los ha llevado a proveer atención oncológica, hemodiálisis, radioterapia, anestesia, cuidadores y enfermería a domicilio, así como aplicaciones de medicamentos avanzados y otros servicios que no serían rentables para algunas instituciones pequeñas. En muchos lugares del planeta los distribuidores se han convertido en un actor fundamental para entregar los servicios de salud que muchos hospitales y clínicas, tanto privadas como públicas, no pueden proveer por cuenta propia.

En México, desde hace más de 50 años existen varios distribuidores de distintos tamaños, algunos especializados en cierto tipo de productos, que entregan medicamentos e insumos a farmacias privadas o a las instituciones de salud. Para el año 2019 sobresalían como proveedores del Gobierno Grupo Fármacos Especializados, DIMESA (Distribuidora Internacional de Medicamentos y Equipo Médico S. A. de C. V., perteneciente a Grupo PiSA) y Maypo. Cada una de estas empresas cuenta con las certificaciones internacionales más altas para el manejo, custodia y transporte de medicamentos.

Tras este necesario análisis, explicaré ahora el proceso requerido para que un paciente tenga acceso a su medicamento. Comencemos por lo esencial: como ya mencioné, para que una empresa pueda participar en un proceso licitatorio debe contar con un registro en México, o tener una representación legal en nuestro país. Durante muchos años, las empresas se veían en la necesidad de registrarse en más de 30 licitaciones y dar seguimiento a todos estos procesos. Es evidente que hacer estos trámites requeriría un gran esfuerzo y de enormes equipos legales y de comercialización, que resultarían incosteables.

Es en este punto cuando los distribuidores, que ya proveían servicios de recolección, clasificación y entrega de medicamentos a las farmacias, comenzaron a ofrecer también servicios administrativos y de representación legal.

De este modo, a cambio de un margen de utilidad contratado, el distribuidor se hacía cargo de representar al fabricante en los procesos licitatorios, pujar en las ofertas, manejar los trámites administrativos y finalmente hacerse responsable de las entregas en cada uno de los puntos estipulados en el contrato.

Algunos de estos distribuidores se volvieron expertos en el manejo de medicamentos de alta especialidad, los cuales suelen requerir refrigeración o transporte con vigilancia, como es el caso de los narcóticos o neurolépticos. Otros se especializaron en productos oncológicos y otorgan también el servicio de «centrales de mezclas», área esencial en el suministro de las quimioterapias, en donde se realizan las combinaciones personalizadas de medicamentos para cada uno de los pacientes.

Como de seguro el lector ya habrá calculado, son incontables los puntos de entrega para los medicamentos. Las condiciones quedan estipuladas en el contrato y varían dependiendo de cada institución o sistema de salud estatal. Así, en entidades pequeñas como Tlaxcala, es posible que sean entregados en un almacén estatal; de ahí, el Gobierno se encargará de hacerlos llegar a las unidades médicas correspondientes. Este proceso contrasta con el de Pemex, por ejemplo, cuyas entregas deben hacerse de manera individual en cada una de las decenas de unidades médicas repartidas a lo largo de las remotas zonas en donde existen instalaciones petroleras.

La complejidad de esta labor de distribución se incrementa si tomamos en cuenta que no todos los medicamentos se manejan igual ni se requieren en los mismos volúmenes; por ello, los distribuidores se hacen cargo de recolectar a mano (*picking*) y almacenar en cajas especiales (*packing*) el número exacto de piezas de cada medicamento solicitado. Para lograr administrar todos estos procesos, los distribuidores cuentan con personal especializado, tecnología y sistemas de administración y logística que les permiten manejar inventarios, vigilar caducidades, crear reportes y alarmas sobre temperaturas de almacenamiento, rastrear sus vehículos y muchas otras condicionantes que plantean las empresas logísticas en la actualidad.

Hasta aquí hemos analizado el largo y tortuoso proceso para que los pacientes en México tengan acceso a sus medicamentos. Sin embargo, para descifrar por completo el caso de los medicamentos oncológicos que abordamos al principio del capítulo, es necesario que conozcamos los detalles y las circunstancias que llevaron al desabasto de metotrexato y otros fármacos para tratar el cáncer. En esta historia, el principal antagonista, a decir del Gobierno, ha sido el Grupo PiSA.

El caso de Grupo PiSA

PiSA es el principal productor de medicamentos genéricos en México y, hasta 2019, era también el principal productor de medicamentos oncológicos. Con más de 75 años en el mercado y varias unidades de negocio que abarcan la fabricación, distribución y acondicionamiento de medicamentos, pasando por centrales de mezclas para productos oncológicos y nutrición parenteral, así como unidades para atención a pacientes renales, PiSA es quizá la empresa de salud más importante de Latinoamérica.

La relación de PiSA con el sector salud ha abarcado históricamente el suministro de medicamentos genéricos, la operación y abastecimiento de centrales hospitalarias para manejo de nutrición parenteral, distribución de productos a los puntos de entrega y, por supuesto, la fabricación de medicamentos oncológicos.

Los motivos por los que PiSA se vio involucrado en el problema del abasto en México son muy representativos del modelo de toma de decisiones en la Cuarta Transformación (4T). PiSA, al ser un proveedor tan importante y diverso, ha sido señalado y sancionado en diferentes categorías; entre ellas, la más escuchada ha sido la de los medicamentos oncológicos. De la noche a la mañana nos enteramos de que una de las razones por las que faltan medicamentos oncológicos, específicamente para los pacientes pediátricos, es porque el Gobierno decidió iniciar una disputa con esta empresa, sin reparar en que se ponían en riesgo los tratamientos de miles de niños.

Desde ese momento, PiSA ha sido blanco de diversas acusaciones por parte del Gobierno, aprovechándose del uso de los medios informativos y denunciando a la empresa como corrupta y autoritaria. La historia puede resumirse de la siguiente manera: a principios de 2019 PiSA fue sancionada debido a que se encontró contaminación en una de sus líneas de manejo de nutrición parenteral.

Parte de las sanciones del proceso administrativo implicó el cierre de 15 centrales de mezclas durante dos semanas. Este evento, que siempre sobresale como uno de los factores del actual desabasto, no tiene una relación directa con él, ni existe sustento para conectar ambos hechos. PiSA tenía en ese momento una sola línea de producción de oncológicos, ubicada en Ciudad de México, misma que fue clausurada a partir de los resultados de una visita de inspección por parte de la Cofepris. La institución encontró alguna discrepancia en la documentación. Estas faltas por lo regular ameritan un extrañamiento por escrito, el cual se retira de la auditoría inmediatamente después de corregir el inconveniente.

El problema es que, al cerrarse esta línea de producción, se clausuró la única central donde se fabricaban productos de oncología, entre ellos el metotrexato. Este medicamento, como otros, ya ha perdido la patente; su elaboración es complicada y, en consecuencia, la rentabilidad resulta baja para los laboratorios, por lo que cada vez hay menos interés en producirlo. Cuando las autoridades se dieron cuenta de que no contaban con PiSA para el suministro, realizaron una serie de solicitudes tan incongruentes como que se reanudara la producción, pero sin levantarles la sanción de manera formal. Es decir, las autoridades le solicitaban a la empresa que violara a la ley. PiSA simplemente se negó a hacerlo.

El 21 de octubre de 2020 se publicó una circular en el *Diario Oficial de la Federación* (DOF); en ella se comunicaba a las dependencias y entidades de la Administración Pública Federal que «deberán abstenerse de aceptar propuestas o celebrar contratos con Distribuidora Internacional de Medicamentos y Equipo Médico, S. A. de C. V. [...] por el plazo de 30 meses».[5]

El motivo de esta sanción eran irregularidades detectadas en la documentación para un proceso de adjudicación del Servicio Integral de Anestesia (SIA) para el Hospital de Pediatría del Centro Médico Nacional de Occidente del IMSS, que se llevó a cabo en el año 2017.

¿Cuál es el origen de esta animadversión cuasi personal hacia un proveedor como PiSA? Esta pregunta ha sido objeto de interés para analistas y periodistas desde hace más de dos años. Hasta el momento no se ha encontrado una respuesta lógica. Lo que es claro es que se ha creado una historia paralela, señalando culpables con el afán de encubrir las malas decisiones en el nuevo proceso de abasto.

Como ya mencioné, Grupo PiSA es, además, propietario de DIMESA, una de las tres grandes empresas de distribución vetadas por el presidente de la República en un famoso memorándum del año 2019. Al ser la empresa con la mayor capacidad de fabricación de genéricos, no solo de medicamentos oncológicos, ha participado de manera abierta en muchos procesos licitatorios desde hace décadas.

Pues bien, al pelearse con PiSA en diferentes momentos, el Gobierno se metió en tres problemas. Primero, se quedó sin el único proveedor de importantes medicamentos oncológicos, con lo cual explotaría una bomba de noticias a finales de 2019 con las protestas de los padres de los niños con cáncer. Además, al vetar a DIMESA, junto con las otras dos, dejó al mercado sin los más importantes especialistas en el manejo de medicamentos complejos y en la administración de centrales de mezclas para quimioterapias. Finalmente, al cerrarles las puertas en 2020 a las licitaciones y compras consolidadas, se quedó de manera súbita sin un importante proveedor de una gran variedad de medicamentos genéricos. Los trámites, procesos legales o etapas de acuerdos entre el Gobierno federal y este proveedor se desconocen; sin embargo, la decisión de sancionar a PiSA sin una estrategia para sustituir sus productos es, seguramente, uno de los desatinos más grande del gobierno actual.

COMPONER LO QUE NO ESTÁ DESCOMPUESTO

Como se ha analizado, el sistema de salud de México distaba mucho de ser perfecto; sin embargo, se había encontrado la manera de darle fluidez en medio de la enorme complejidad estructural, presupuestaria y de funcionamiento que arrastra desde la primera mitad del siglo XX. Nuestro país había creado y contaba con las piezas de un intrincado sistema con el que se avanzaba hacia una cobertura de salud para más de 120 millones de habitantes y que vale la pena mencionar.

Existe una Ley General de Salud en la cual están previstos los tipos de medicamentos e insumos que se comercializan en nuestro país. Del mismo modo, ya hablé del formulario antes llamado Cuadro Básico, hoy Compendio Nacional de Insumos para la Salud, en el que se enlistan los medicamentos que el Gobierno adquirirá para beneficiar a sus ciudadanos. Este compendio es elaborado por un grupo de expertos que analizan las características de cada producto, así como sus ventajas, beneficios, impacto en la sobrevida y en la calidad de vida de los pacientes.

En el área regulatoria, México cuenta con una agencia de primer nivel, la Cofepris, que hasta el año 2018 era reconocida internacionalmente como una referencia para certificación y dictaminación de insumos para la salud.

Al hablar de insumos, México sostiene una industria farmacéutica propia, compuesta por empresas 100% de capital mexicano y representaciones de importantes laboratorios de talla internacional. Todos ellos con la capacidad de proveer medicamentos en tiempo y forma.

Los medicamentos se hacían llegar a las unidades médicas mediante un proceso de distribución a cargo de empresas especializadas con la capacidad de surtir los productos necesarios en miles de puntos que las instituciones y sistemas de salud estatales requerían.

Por algún motivo, el Gobierno tomó la decisión de desmantelar la mayor parte de esto, argumentando la existencia de «corrupción» y, como analizaremos más adelante, quiso reinventar gran parte de los procesos sin tener idea de cómo hacerlo.

A pesar de las vicisitudes estructurales, presupuestales y de funcionamiento que arrastraba nuestro sistema de salud desde la segunda mitad del siglo xx, funcionaba. ¿Por qué entonces destruir por completo un sistema en vez de analizarlo, entenderlo, retrabajarlo y pulirlo? ¿Por qué negar los aciertos del antiguo sistema de salud? En todo caso, ¿qué es más importante, la salud de una nación o imponer una ideología?

La nueva administración decidió desmantelar todo el sistema de abasto para rehacerlo a su modo. El problema es que no sabía cómo funcionaba ni cómo sustituir lo que no le gustaba.

Una vez más, se intentó trasplantar un corazón sin tener siquiera un donante.

3

ENTRE LA SALUD Y LA IGNOMINIA

MANCHAS DE MARIPOSA

Todo comenzó cuando le salieron unas manchas en la cara y nadie sabía por qué. Por recomendación de una comadre, su mamá la llevó al mercado de San Juan con una curandera. «Lo que tienes en la cara es asné [*sic*]», le dijo la chamana y, sin más, le mandó una serie de cataplasmas que debía aplicarse durante el día. Paola tenía entonces 15 años y no podía con la vergüenza de presentarse así en la secundaria; ahora, además de las manchas, tenía que andar con una plasta que olía raro embadurnada en medio de la cara. Así fue su día a día a lo largo de varios meses, hasta que se dieron cuenta de que el remedio no funcionaba; el menjurje solo consiguió empeorar las cosas y la piel de Paola, además de ya tener la extraña marca similar a las alas abiertas de una mariposa, se quemó.

La situación se alargó y así pasaron dos años, hasta que un sábado, después de volver de una fiesta, despertó hinchada, tanto que los anillos que tenía puestos le lastimaban; no obstante, más grande fue el asombro de su madre al percatarse de que Paola tenía inflamado el rostro, los pies y la espalda. Corrieron a urgencias, donde el médico en turno le recetó diuréticos y la envió con un internista que revisaría todo hasta dar con el origen del problema. Para este momento, las manchas le dolían y su rostro comenzó a llenarse de costras. Por si esto fuera poco, le dolían las articulaciones y el cuerpo se le hinchaba por ratos.

Le hicieron distintas pruebas de laboratorio, rayos X, y hasta le tomaron muestras de piel; en un principio, la preocupación del médico eran sus riñones. Después de consultar al internista, Paola visitó reumatólogos, dermatólogos, hasta que llegó a consulta con una inmunóloga que confirmó el diagnóstico: lupus eritematoso, una enfermedad reumatológica que suele complicarse si no se trata adecuadamente.

A pesar de lo serio del diagnóstico, hoy Paola se encuentra estable, tiene 30 años y ha formado una familia. Lleva más de 13 años con un régimen relativamente simple: cloroquina y dexametasona. Sin embargo, como suele suceder con algunos medicamentos, existen efectos secundarios a corto y largo plazos. Paola lo descubriría con el tiempo.

La cloroquina tiene sus inconvenientes, ya que se acumula en la retina, por lo que Paola debe ser revisada por un oftalmólogo una o dos veces por año. Por otro lado, la dexametasona le produce gastritis y su administración crónica y excesiva puede desarrollar síndrome de Cushing,[1] pero si no la toma, vuelven la inflamación y el dolor de sus articulaciones. Desde hace cinco años, a Paola le recomendaron nuevos medicamentos para tratar el lupus, más modernos y con menos efectos colaterales. La cloroquina, por ejemplo, puede ser cambiada por hidroxicloroquina, que es más segura; no obstante, este medicamento no se encontraba listado en el antiguo Cuadro Básico y ella no puede costearlo por su cuenta. Fue hasta 2020 cuando la hidroxicloroquina se incluyó en el Compendio Nacional de Insumos para la Salud, con el fin de evitar un mal uso durante la pandemia de COVID-19, ya que en medio del caos mediático surgieron falsas noticias de que servía como tratamiento para esta enfermedad.[2]

Paola solo toma los fármacos que los médicos del IMSS le recetan. La gran ventaja de sus medicamentos es que siempre resultó fácil surtirlos en cualquier clínica. Las recetas de cada tres meses le alcanzaban sin problemas; de hecho, ocho años atrás llegaban a surtirle el doble de lo que necesitaba, lo cual le angustiaba mucho: de pronto tenía seis, siete o 10 cajas de más y sentía que alguien más podría necesitarlas. Dentro de todo, la enfermedad estaba controlada y ella podía llevar una vida normal. Paola incluso estaba orgullosa de no haberse complicado durante su embarazo. Sin embargo, en noviembre de 2019 surgió una anomalía con sus recetas. En la farmacia de su unidad médica no hubo cloroquina, así que le pidieron regresar 15 días después, solo para decirle que aún no la surtían. En la tercera ocasión la respuesta de nuevo fue negativa, así que invalidaron su receta; Paola tuvo que agendar una consulta para conseguir una nueva prescripción y esperar a que el medicamento estuviera disponible al momento de solicitarlo, no antes ni después.

A falta de una certeza respecto al abasto de la cloroquina, su médico de cabecera le sugirió comprarla en la farmacia. Fue entonces cuando Paola se dio cuenta del precio de su tratamiento: 400 pesos mensuales. Si su unidad médica no se la daba, tendría que pagar cerca de 4 600 pesos al año tan solo por uno de los varios medicamentos que requiere el tratamiento constante contra el lupus eritematoso.

Aunque hoy se encuentra estable, Paola no puede dejar de tomar las medicinas. Hasta hace poco sus riñones continuaban funcionando bien, y en la retina, en el fondo de sus ojos, solo había pequeñas manchas que de momento no afectaban su visión. Preocupada por el repentino faltante, intentó conseguir medicamentos por medio de unas amigas que conoció cuando cursaba la carrera de auxiliar en enfermería pero no tuvo éxito. La situación empeoró cuando a finales de febrero de 2020 tampoco le surtieron dexametasona. Encolerizada, reclamó al director administrativo de la clínica, quien le espetó: «Hazle como quieras, pero no hay, te tienes que esperar a los tiempos del surtido de la farmacia».

Indignada, triste y sobre todo asustada, Paola sabía que su única salida era comprar sus medicamentos en una farmacia privada. Seguramente todo estaría mejor en abril o mayo, como le habían prometido. Si le echaba ganas en sus ventas por catálogo, podría solventar los más de 500 pesos adicionales cada mes. Con lo que no contaba fue con que apenas unas semanas más tarde, en marzo de 2020, su clínica cerraría por la pandemia. En un inicio, con el miedo al contagio, prefirió quedarse en casa y depender de los medicamentos que lograba comprar. Cuando por fin en agosto se animó a ir a la clínica, le dijeron, una vez más, que debería sacar una cita, de esas que entonces se daban a cuentagotas, para solicitar sus medicamentos.

Las cosas se complicaron después en la farmacia privada. El 25 de agosto de 2020 Cofepris emitió un comunicado que exigía a cualquier farmacia solicitar una receta para surtir cloroquina o hidroxicloroquina, entre otros medicamentos, debido al mal uso que se estaba dando en la pandemia. Esto mismo ocurrió entre 2009 y 2010 con los antibióticos durante el brote de influenza AH1N1, y desde entonces su venta requiere una receta médica.

Paola estaba en un callejón sin salida. Sin medicamentos disponibles en su unidad médica, sin poder sacar una cita cercana para consulta, y con la farmacia privada pidiendo una receta que antes no le solicitaban, tuvo que recurrir a la única solución posible a la que acuden millones de mexicanos: un consultorio adyacente a una farmacia (CAF). No me detendré a analizar este fenómeno, pero vale la pena hacer dos comentarios: primero, estos consultorios se han convertido en una alternativa real para pacientes que requieren de atención médica cercana y expedita; y segundo, estos establecimientos sencillos, que pueden encontrarse junto a muchas cadenas de farmacias en todo el país, son el verdadero reflejo de la medicina privada en México.

Los problemas no terminaron para Paola. Como un macabro *punchline*, la cloroquina y la hidroxicloroquina escasearon en el mundo debido al irresponsable rumor de que servían para tratar la COVID-19. La dexametasona, que solo debe utilizarse para pacientes con COVID internados en los hospitales, también se limitó. Como una segunda pandemia, la desinformación afectó la vida de personas con tratamientos permanentes, como en el caso de Paola.

Durante más de 13 años, los medicamentos que ella necesita estuvieron siempre disponibles en su clínica. Dejaron de surtirlos sin mayor explicación desde 2019 y ahora debe pagarlos de su bolsillo; lleva varios meses sin poder ver a sus médicos y la preocupación aumenta conforme se adelgaza el bolsillo. Desde hace un par de meses amanece hinchada, se siente débil, y las dolorosas alas de mariposa han vuelto a inflamarse en su rostro.

En el laberinto de la insulina

Una tarde después de clases, Adriana sintió mareo y debilidad; luego, cuando llegó a casa, todo se puso negro y se desvaneció. Sus padres la llevaron de inmediato al hospital, donde permaneció casi una semana inconsciente debido a una cetoacidosis diabética. Si su familia y los doctores no hubieran actuado con urgencia, Adriana, que entonces tenía 10 años, hoy estaría muerta.

Desde aquel episodio traumático, Adriana se vio obligada a someterse a un estricto régimen alimentario, así como un riguroso cuidado en el consumo de sus medicamentos. Su condición como persona con diabetes la motivó a estudiar medicina y hoy en día ejerce como doctora de una escuela secundaria pública en Veracruz.

Adriana trata de llevar una vida normal a pesar de su dependencia a la insulina, la cual debe inyectarse al menos tres veces al día. Utiliza una combinación de dos tipos de insulina; en primer lugar, la glargina, que es de larga duración y se aplica por las noches. Esta sustancia mantiene controlada la glucosa durante todo el día, característica que le da el nombre de basal (de base). A nivel técnico, este tipo de insulina requiere más alta tecnología y, como consecuencia, su costo es mayor. Aunque la glargina funciona muy bien en general, cuando Adriana come, sus niveles de azúcar en la sangre pueden subir; por ello necesita calcular la dosis de una segunda insulina de acción ultrarrápida llamada lispro; de este modo, podrá nivelar el incremento que tenga a partir de la ingesta de alimentos. Sin alguna de las dos, su vida corre peligro. No puede prescindir de ninguna de ellas en ningún momento.

Adriana padece otras enfermedades. Al igual que uno de cada cuatro mexicanos, es hipertensa, por lo que toma enalapril; y como sus lípidos se encuentran elevados, necesita atorvastatina. Estos son medicamentos para enfermedades crónicas; si llega a omitir alguna dosis no existe mucho problema, siempre y cuando retome el itinerario marcado en su prescripción lo antes posible. Por el contrario, si llega a saltarse alguna dosis de insulina, se descompensa de inmediato. Ese es el problema: a Adriana el desabasto puede costarle la vida.

Para tener un control adecuado de su diabetes, debe revisar sus niveles de glucosa cinco o seis veces al día. Para ello se auxilia de un dispositivo portátil llamado glucómetro. Hay que decir que estos aparatos nunca han sido proporcionados por las instituciones de gobierno, quienes solo los utilizan dentro de los hospitales. Por absurdo que parezca, para administrar su insulina de forma correcta, los pacientes con diabetes están íntimamente relacionados con un aparato que mide el azúcar en su sangre, pero este aparato no se les entrega a los derechohabientes.

Adriana utiliza un promedio de 150 o 180 tiras reactivas cada mes, las cuales muestran en la máquina, con mucha precisión, el nivel de glucosa que tiene en ese momento. Por cierto: para obtener la sangre, debe puncionar la yema de algún dedo con una lanceta metálica, y resulta que tanto las lancetas como el glucómetro son gastos que tiene que hacer de su propio bolsillo. Para evitar todas estas molestias, en la actualidad existen bombas de infusión automáticas que van inyectando la insulina necesaria debajo de la piel de cada paciente y que pueden ser programadas para administrar las dosis individuales requeridas y durante periodos prolongados. Lamentablemente, esta tecnología no se encuentra disponible en las instituciones públicas de nuestro país.

Adriana nació en una casa sencilla y común de Alvarado, Veracruz; es una mujer que ha luchado por sacar adelante su carrera y a su familia, además de ayudar a su madre, que a los 72 años padece Alzheimer terminal. Aunque Adriana siempre ha sido derechohabiente del IMSS, su trabajo actual le permite tener acceso al ISSSTE desde hace 14 años, sistema que dice conocer como la palma de su mano y que le dio la oportunidad de utilizar la insulina glargina que nunca le dieron en el IMSS. Además de su trabajo, Adriana se dedica voluntariamente a ayudar a niños de bajos recursos de Veracruz a conseguir insulina mediante redes de apoyo.

Durante los años que acudió al IMSS como paciente, la insulina nunca le hizo falta, a pesar de que no era necesariamente la más moderna. Según me cuenta, ella se sentía más cómoda en el IMSS que en el ISSSTE, en donde el acceso a los diferentes especialistas que la atienden, como el oftalmólogo o el mismo endocrinólogo, eran más regulares. Mientras que en el IMSS tenía un seguimiento mensual, ahora sus consultas, hasta antes de la pandemia, tenían lugar cada seis meses.

Este no es un tema menor. Como les ocurre a muchos pacientes con diabetes, Adriana ha desarrollado poco a poco problemas oftalmológicos que se manifiestan en la forma de una catarata que en algún momento deberá ser removida por medio de una cirugía e intercambiada por un lente intraocular. El lente suele costar alrededor de nueve mil pesos, mismos que el paciente debe pagar, ya que el ISSSTE no cuenta con ellos.

Antes de 2019 le surtían la insulina con regularidad. En algunas ocasiones, cuando la dotación llegaba a atrasarse por unas semanas, ella, aguerrida, entraba a la oficina del director para pelear por su tratamiento. Frente al reclamo, la institución la compraba de emergencia y se la entregaban personalmente o le daban algunos vales para acudir a farmacias con las que el ISSSTE tenía algún acuerdo; el problema entonces quedaba resuelto. Si Adriana tuviera que esperar a que se le hicieran las referencias y contrarreferencias de los médicos especialistas y familiares para cada uno de sus medicamentos, como ocurre con la mayoría de los pacientes, su proceso podría tomar meses. «Como soy doctora, me receto y me lo compro», dice con orgullo, pero también con coraje, porque sabe que muchos derechohabientes no tienen las mismas posibilidades que ella.

Pero regresemos a 2019. A principios de ese año las autoridades en la materia se negaron a comprar insulina y no dieron mayor explicación. Le dijeron que debía acudir en una fecha determinada pero la mayor parte de las veces no ocurría nada y salía de la unidad médica con las manos vacías. Lo más que pudo obtener fue un número telefónico donde podía verificar si el medicamento había llegado. En alguna ocasión enviaron a los pacientes con el encargado del almacén donde se distribuyen los medicamentos. Esta persona los anotaba en una lista y les pedía que regresaran 15 días después. Adriana, indómita, le hizo ver al encargado que ningún paciente podría sobrevivir dos semanas sin insulina.

Esta estrategia le funcionó durante algún tiempo, pero dos meses antes de la pandemia, en enero de 2020, la insulina dejó de llegar a su unidad médica. Adriana llamó a la delegación en Xalapa y refutaron la idea del desabasto. Ante su insistencia, prometieron realizar una investigación, pero no sucedió nada. En ese momento, toda su iniciativa y empuje dejaron de servir, porque las autoridades superiores de la institución vieron los reclamos con malos ojos, a tal punto que incluso recibió amenazas a través de reportes que la perjudicarían en el ámbito laboral.

Aquí vale la pena mencionar algo que ha fallado en los últimos 30 años en las instituciones de salud: la visión de servicio al cliente. De algún modo, la atención médica se entiende como una dádiva y no como un derecho de los ciudadanos. De este modo, el enfoque que se tiene hacia el servicio es netamente asistencialista y, salvo raras ocasiones, la mecánica de trabajo no está pensada para hacerles la vida más fácil a los pacientes: horarios, formas, comunicación, metodología. No existe flexibilidad en los horarios de las citas, las cuales pueden tomar varias semanas o meses para ser agendadas; los pacientes tienen que recorrer largas distancias y visitar distintas oficinas solo para cumplir con papeleo y, como ya se ha señalado, la dispensación de medicamentos, cuando los hay, es caótica y burocrática.

El sistema de las instituciones dejó de servir a los pacientes, pretendiendo que ahora los pacientes sirvan al sistema.

El súbito desabasto de insulina afectó a Adriana de muchas maneras. Además del riesgo inherente al descontrol de su enfermedad, su vida quedó trastocada en lo laboral, lo económico y en sus relaciones familiares.

Cuando los pacientes no encuentran sus medicamentos o estos no están disponibles, en la mayoría de los casos racionan lo que tienen brincándose tomas o fraccionando tabletas. En su caso ocurrió primero con el enalapril y la atorvastatina, ingeniándoselas para que le rindieran el doble.

Cuando de plano se quedaba sin medicamento, lo compraba de su bolsillo.

Al ser médica, ha logrado llevar un monitoreo regular de su presión arterial, ya que ella misma la verifica de manera periódica. No obstante, entre la dificultad para realizarse pruebas de laboratorio en el ISSSTE y la llegada de la pandemia, desconoce cómo se encuentran por ahora sus cifras de lípidos (colesterol y triglicéridos). Hablamos de enfermedades crónicas cuyo control, como lo mencioné antes, no es una emergencia; ahora bien, el tener un mal seguimiento llevará a la larga a mayores complicaciones de su enfermedad de base: la diabetes. En algún momento, esto sí pondrá en peligro su vida.

Con cada mes que transcurre, la catarata sin atender empeora. Como consecuencia, su capacidad visual disminuye y cada vez le es más difícil trabajar o realizar sus actividades cotidianas. Al día de hoy, Adriana no tiene una fecha ni un plan específico para la resolución del problema. Lo anterior ha podido sobrellevarse, pero hay algo que para Adriana es un asunto de vida o muerte: la insulina. Por ello, ha decidido que esta nunca puede faltarle y que, si tiene que realizar algún gasto, vendrá de su bolsillo. No tener insulina no es una opción.

En el caso de las insulinas, cada pluma inyectora de glargina puede costar entre 1 400 y 1 600 pesos. A eso debe sumarse una cantidad entre 1 200 y 1 300 pesos de la insulina lispro. Desde que Adriana compra sus insulinas, gasta aproximadamente 4 400 pesos mensuales. Si sumamos las tiras reactivas, las lancetas y los otros dos medicamentos, su gasto asciende a los seis mil pesos mensuales.

Afortunadamente para ella, su glucómetro funciona bien. Si no, el gasto sería de casi cuatro mil pesos por uno nuevo. Y aunque trabaja y tiene posibilidades para pagar por sus medicamentos, es también enfática cuando menciona sus limitantes económicas con tal de mantener su salud. Se ve en la penosa necesidad de reducir sus gastos en diversos ámbitos de su vida. Mantener y educar a su hijo es una de sus prioridades, pero el presupuesto mensual se ve reducido por el desabasto. En otro aspecto, a Adriana le gusta cuidar su imagen, pero comprarse ropa nueva se ha convertido en un lujo. El dinero simplemente no alcanza.

La afectación en su calidad de vida ha ido mucho más allá de lo económico. Adriana es una persona responsable y no le gusta quedar mal. Jamás había pedido días libres ni había tenido retardos en la institución donde labora. Tiene a su cargo la gran responsabilidad de atender el servicio médico de una escuela, por lo que retrasarse o ausentarse para hacer visitas infructuosas a su clínica para pelear por su tratamiento es un verdadero despropósito. Se suma también la imposibilidad de pagar a una persona que cuide a su madre con Alzheimer, situación que la hace depender de su hijo o de una vecina para cuidarla cuando ella no puede. Como ya padece una enfermedad, no puede darse el lujo de tener otra. Por lo tanto, cada vez que padece algo tan simple como un resfriado, todo su mundo se pone de cabeza.

Adriana sabe muy bien que, debido a su condición de paciente con diabetes, el riesgo de contagiarse con COVID-19 es mucho más alto. Por eso evita las aglomeraciones; desde luego, la idea de pararse en una fila de personas apretujadas afuera de una farmacia solo para ver si surten su medicamento no es nada atractiva. Su situación, que ya era complicada, le ha exigido triplicar esfuerzos luego de la pandemia en aras de salvaguardar su salud y salir a flote con su familia.

Desde hace varios años aprendió a vivir y trabajar en equipo. Ella no está sola entre tantos pacientes que viven con diabetes en México y que, como es de esperarse, se comunican y se comparten. De este modo, se dio cuenta de que existían pacientes con diabetes tipo dos, los cuales utilizan insulina como un refuerzo al tratamiento oral. Paradójicamente, estos pacientes llegaban a tener frasquitos o plumas inyectoras extra. Con ello ha logrado establecer una pequeña red de contactos con la cual puede hacerse de insulina para niños con diabetes que enfrentan el desabasto.

A Adriana le preocupa mucho el futuro. No le gusta hablar de política y tampoco quiere indagar en ella; le parece una pérdida de tiempo que después de malabarear con tantas cosas en su vida pretenda entender el problema desde un punto de vista gubernamental. Sin embargo, considera que es menester alzar la voz y contar su experiencia, porque hay vidas en juego que, como la suya, navegan por la tempestad del desabasto de medicamentos.

4

LA FANTASÍA DE LA GRATUIDAD

Necesitar un medicamento para atender una enfermedad puede volverse una situación desesperante y, en ciertos casos, una verdadera urgencia. El costo de muchos tratamientos puede ser de cientos de pesos por día y no es nada extraño que ese gasto deba realizarse durante varias semanas o meses para completar el tratamiento, o, como ocurre con las enfermedades crónicas, durante toda la vida.

En los casos más extremos, los tratamientos pueden costar varios miles de pesos, lo cual los vuelve impagables para una familia de ingreso medio. Este es el fundamento por el que el sistema de salud de México tiene previsto el acceso a los medicamentos de manera gratuita, o al menos eso dice la teoría.

Hablar de gratuidad es tramposo. En estricto sentido, no existe ningún servicio «gratuito» que provenga del Estado. Todo está solventado con el dinero de los contribuyentes. Si acaso, podemos hablar de un acceso sin costo directo a los bolsillos de los ciudadanos; no obstante, no debemos olvidar que en la medicina institucional los derechohabientes han pagado, de alguna u otra manera, una cuota para tener acceso a algún sistema de salud.

Como también se ha mencionado antes, la medicina y los medicamentos no son gratuitos en la inmensa mayoría de los países. De todas formas, por alguna extraña razón, en México se piensa que el derecho a la salud debe ser sinónimo de gratuidad y el sistema está diseñado, en teoría, para que esto suceda. Es decir, si el Estado ha decidido hacerse cargo de esta labor, se espera que los medicamentos no falten y los ciudadanos estén tranquilos al saber que sus tratamientos tendrán continuidad. Paradójicamente, México es uno de los países de la Organización para la Cooperación y el Desarrollo Económicos (OCDE) con mayor porcentaje de «gasto de bolsillo», o bien, dinero que los propios pacientes pagan por su salud.

Al final, la ignorancia sobre el sistema de compras hizo que las decisiones gubernamentales se enfocaran en un solo gasto, el de los medicamentos, pasando por alto los costos inherentes a la cadena de abasto que existen en todos los bienes y servicios.

A continuación analizaremos en qué punto el Gobierno ha tomado decisiones desatinadas en la cadena de abasto; concretamente, en la compra y distribución de los medicamentos e insumos.

EL INTRINCADO SISTEMA DE ADQUISICIONES

Vale la pena recordar que México es el único país que adquiere semejante cantidad de insumos no solo para la operación de su sistema de salud, sino para entregarlos directamente a los pacientes. Con el fin de localizar, clasificar y adquirir estos productos, el país desarrolló a lo largo de muchos años un complejo sistema de compras exclusivo para el sector salud. Esta metodología contiene fundamentos legales, financieros, regulatorios y fiscales muy complicados para ser analizados con detenimiento en este libro, pero explicaré a grandes rasgos cómo funciona este mecanismo de adquisiciones, de dónde surgió y dónde nos encontramos en la actualidad.

En México existen alrededor de 38 sistemas de salud pública. Durante muchos años, cada una de estas instituciones realizaba sus compras de manera individual. Además, tenía la libertad de adquirir directamente cada uno de los productos con los proveedores que consideraran convenientes; estos podían ser los propios fabricantes, distribuidores de medicamentos o, en algunos casos por conveniencia geográfica, farmacias privadas cercanas a la unidad médica que contaran con los insumos necesarios.

Como es de suponerse, esto tenía como resultado una mala negociación de precios, o incluso arreglos que podían prestarse a poca transparencia o a franca corrupción; tener más de 30 sistemas de salud con un presupuesto asignado hacía que cada uno estableciera el mecanismo de adquisición que le pareciera más favorable o eficiente según sus propios criterios.

Lo disímbolo de estos procesos ha llamado la atención tanto de políticos como de académicos, o de académicos que ahora son políticos. Por ejemplo, en un artículo publicado en 2011 en la revista *Salud Pública de México*, firmado por la doctora Oliva López, hoy secretaria de Salud de Ciudad de México, ella dejaba ver que, a su juicio, la mejor solución a los problemas de abasto de ese momento sería incrementar la intervención del Gobierno federal: «Lo que resulta innegable es que la heterogeneidad encontrada entre los modelos de abasto refleja la necesidad de fortalecer la rectoría del Estado a partir del fortalecimiento de la política integral de medicamentos».[1]

La solución propuesta para desenredar un problema generado por una complicada metodología fue, por supuesto, intervenir con otra metodología aún más complicada. No es casualidad que las conclusiones de este artículo fueran premonitorias de lo que ocurriría ocho años después. Con el paso del tiempo, las instituciones fueron formalizando sus procesos de adquisiciones y, a través de áreas de compras que solicitaban a los proveedores requisitos más estandarizados, llevaban a cabo negociaciones más favorables para sí mismas.

Con más de 80 millones de derechohabientes,[2] el IMSS no es solo la mayor institución de salud en México, sino el mayor comprador de insumos del país. Supera por mucho el volumen de compra potencial del resto de las instituciones juntas. Debido a esto, el IMSS fue perfeccionando un sistema de compras mediante licitaciones que resultó en mejores precios respecto a los obtenidos por los otros sistemas de salud. A este modelo de compra se le denominó «compra consolidada».

Este mecanismo contemplaba licitaciones públicas y procesos automatizados en los que los ofertantes pujaban a través de la plataforma CompraNet, que para el año 2000 era completamente digital. Dado que el IMSS contaba con un sistema de adquisiciones más avanzado y con mejores resultados que muchos institutos de salud estatales, a partir de 2013 diferentes sistemas de salud se fueron sumando a la compra consolidada con el fin de obtener mejores condiciones, ya que entre todos negociaban mayores volúmenes.

La compra consolidada se llevaba a cabo cada semestre y su mecánica estaba más que probada. Primero se lanzaba una convocatoria en fechas preestablecidas; después se organizaba una junta para preguntas y aclaraciones, y se definía el plazo de la entrega de propuestas. Con una fecha límite, las propuestas eran introducidas en CompraNet mediante una subasta inversa: quien ofreciera el precio más bajo era quien se llevaba la partida.

El concurso podía contemplar la venta total o parcial de claves de medicamentos incluidos en el cuadro básico, aunque también se competía por servicios como la administración de tratamientos para el cáncer o la realización de hemodiálisis para pacientes con insuficiencia renal. Quien ganara estaba sujeto a ciertas condiciones que incluían tiempos de entrega determinados y plazas para entregar los insumos vendidos, así como un paquete de garantías de calidad y requerimientos farmacológicos que validaran la eficacia y seguridad de los productos.

Los tiempos de entrega siempre estuvieron sujetos a la capacidad de fabricación e inventario de los tipos de productos a adquirir. Si bien existen medicamentos de uso común que pueden fabricarse de manera continua y su desplazamiento permite a los laboratorios tener grandes cantidades disponibles como inventario, también hay medicamentos especializados cuyos lotes se fabrican de forma esporádica o, en algunos casos, solo sobre pedido. Es necesario mencionar esto ya que una razón importante para no participar voluntariamente en un proceso licitatorio podría ser la incapacidad para entregar a tiempo.

El sistema de subasta inversa hacía que los participantes ofrecieran precios menores por el mismo producto. Así, al final de una licitación podía medirse el gasto contra la licitación anterior y de este modo, con la participación de casi todos los sistemas de salud, la compra consolidada negociaba precios cada vez menores, con los resultados de las adjudicaciones visibles y transparentes en el sitio web del IMSS. Por ejemplo, en la licitación del periodo 2018-2019 participaron las cinco grandes instituciones, más de 20 institutos dependientes de la Secretaría de Salud y la mitad de los estados del país, con un presupuesto total de 51 700 millones de pesos.[3]

De acuerdo con reportes del IMSS, durante el periodo 2013-2018 la compra consolidada había generado ahorros por más de 21 300 millones de pesos.[4] Al referirnos a la salud, siempre es difícil hablar de «ahorros». No obstante, uno de los parámetros para medir el éxito de este sistema de compras durante muchos años fueron precisamente esos ahorros obtenidos. Al día de hoy se presumen como grandes logros las cantidades de dinero no erogadas en la adquisición de medicamentos e insumos para la salud, cuando el verdadero indicador debería ser la optimización del gasto: comprar más por el mismo dinero.

Como vemos, esta lógica de compras resulta absurda. Por un lado, entregar números menores de gasto no significa que la compra haya mejorado; por el otro, tampoco representa un supuesto remedio contra la corrupción. No importa el cristal con que se le mire: la austeridad no combina bien con un sistema de salud.

En términos económicos, cuando existe un solo proveedor de un servicio o una única empresa que vende un producto necesario se habla de un monopolio. A la inversa, cuando solo existe un comprador, se habla de un monopsonio. Los monopsonios nunca son convenientes, ya que provocan bajas artificiales en los precios, debido a que los proveedores no tienen a nadie más a quién vender sus productos. Esto resulta en un detrimento tanto de la calidad de los productos, como de las utilidades de las empresas.

Técnicamente hablando, el IMSS es un monopsonio, ya que es el comprador más grande y poderoso del sector salud. Para finales de 2018 esta institución era la única alternativa de muchas empresas nacionales para vender sus productos. A partir de los cambios en 2019, este monopsonio les cerró las puertas, desmantelando el sistema de compras y optando por proveedores extranjeros con condiciones más favorables que las otorgadas a los mexicanos.

LA CENTRALIZACIÓN DE LAS COMPRAS EN MÉXICO

Con el nuevo gobierno, dos funciones administrativas se centralizaron bajo el argumento de simplificarse. Por un lado, ninguna secretaría federal tiene ya la capacidad de hacer algún tipo de trato en el extranjero. Todo quedó en manos de la Secretaría de Relaciones Exteriores. De la misma forma, ninguna instancia gubernamental podrá realizar o participar de sus propios sistemas de compras. Esto quedó a cargo de la Oficialía Mayor de la Secretaría de Hacienda y Crédito Público (OMSHCP).

En julio de 2018 Carlos Urzúa, entonces vocero de López Obrador en materia económica y a la postre su primer secretario de Hacienda, dio a conocer la visión que se tenía para reformar el sistema de adquisiciones.[5] El cambio más importante implicaba que sería la OMHCP quien se haría cargo de todos los procesos de compras y licitaciones de todos los productos y servicios adquiridos por el Gobierno federal.

La propuesta no era un tema menor. Lo que significaba en términos prácticos era que la Oficialía Mayor se haría cargo de comprar absolutamente todo: desde un tanque de guerra hasta una goma de borrar, pasando por botellas de agua purificada, uniformes, sopas enlatadas y, por supuesto, medicamentos. No se necesita ser muy suspicaz para entender que, en el caso de la salud, esta decisión carece de toda lógica.

Aunque la metodología realizada a través de CompraNet necesitaba perfeccionarse, había evolucionado de manera favorable para las instituciones y gobiernos participantes.

De acuerdo con Enrique Martínez, director general del Instituto Farmacéutico (Inefam), en entrevista para *The Lancet*, el número de claves no cubiertas descendió de 13% en 2013 a 5% en 2018. Los precios, además, disminuyeron en un 20% durante el mismo periodo. Una vez más, el sistema anterior era perfectible, pero había mostrado resultados positivos. Por ejemplo, el 19 de enero de 2018, en un comunicado que conmemoraba los 75 años de su creación,[6] el IMSS presumía el éxito de la licitación del segundo semestre de 2017 (efectiva desde 2018) con ahorros sustanciales, y de la que se esperaba un abasto de cerca del 99% de los medicamentos requeridos por sus derechohabientes.

En contraste, el 24 de agosto de 2021, el Gobierno federal presumía la adquisición de 65.2 millones de medicamentos «que ya se estaban distribuyendo en todo el país», con un «ahorro de 18 mil millones de pesos». El único problema es que todos esos medicamentos debieron haber llegado desde principios de 2020, año y medio antes.

Se desconoce el objetivo final y el verdadero sentido de centralizar todas las compras de la federación en un solo organismo; sin embargo, un argumento central en el discurso de la nueva administración ha sido el motor de muchas decisiones y en el caso de las adquisiciones del sector salud no sería la excepción: la lucha contra la corrupción. Esta frase, casi un mantra, la repitió el candidato López Obrador en innumerables ocasiones como respuesta a la pregunta de cómo obtendría, sin incrementar impuestos, el presupuesto para realizar cualquier cantidad de obras o modificaciones durante su gobierno. Esta ideología de valores mágicos y de recursos económicos cuasiinfinitos era en realidad un tsunami de recortes presupuestales serios y de subejercicio en la aplicación del gasto.

Durante las reuniones con el equipo de transición en 2018, al enterarse del volumen de compra y el presupuesto que esto implicaba, la primera reacción de los nuevos funcionarios fue la de echar para atrás el proceso y desconocer los contratos y asignaciones otorgadas en ese ejercicio. A través de los legisladores, se le hizo saber al equipo entrante lo inconveniente de esa decisión. Si el proceso se desconocía o las reglas del juego se cambiaban de último minuto, los proveedores no entregarían medicamentos a tiempo y el nuevo gobierno iniciaría su administración prácticamente sin insumos y con los anaqueles de las farmacias vacíos. Al verse con la soga al cuello, la decisión fue dejar las cosas como estaban e iniciar un nuevo orden a partir del primero de diciembre de 2018.

Una vez que comenzó el sexenio, una de las primeras iniciativas fue reformar la ley de adquisiciones, argumentando que era una fuente potencial de corrupción; pero hasta este momento no queda claro el significado del concepto *corrupción*. Hasta el día de hoy, en el campo de la administración de la salud aún no hay denuncias formales, procesos legales o personas detenidas por algún acto que pudiera considerarse ilegal.

La adopción del nuevo modelo de adquisiciones requirió de aceptar un nuevo paradigma, pero también de enfrentar una enorme curva de aprendizaje por parte del nuevo personal a cargo, pues se desechó la experiencia que se tenía, tanto humana como técnica, en los procesos de compra consolidada realizados por el IMSS. Los proveedores que participaron en las siguientes licitaciones tuvieron como interlocutores a personal inexperto, ignorante de los procesos y, sobre todo, ineficiente. Así que, contradictoriamente, los mecanismos de transparencia y auditoría que se habían logrado en años anteriores se vinieron abajo.

Al momento de escribir este texto, las asignaciones directas y la opacidad en las compras del sector salud son las más grandes de los últimos años.

2019 Y LA FALLIDA COMPRA CONSOLIDADA

Iniciado el primer semestre de la administración actual, a principios de 2019, los anaqueles de las unidades de salud aún contaban con las entregas producto de las negociaciones de la última compra consolidada del sexenio anterior, que se llevaron a cabo a finales de 2018. En este último proceso estuvieron involucrados, como espectadores, los ahora funcionarios del gobierno actual; por lo tanto, es doblemente incomprensible el nivel de impericia e ignorancia técnica que demostraron durante el procedimiento.

A la falta de medicamentos en el segundo semestre del año 2019 se agregó la crisis del primer año de la pandemia; además del evidente desabasto en el cuadro básico, se sumaba una serie de fármacos de alta especialidad necesarios para mantener en soporte vital a los pacientes más graves, sin contar los nuevos insumos, como equipos especiales de protección personal. Todo esto en el marco de una cuarentena internacional que, si no impedía el 100%, por lo menos hacía más lentos los procedimientos de adquisiciones internacionales en los que México se involucró, por cierto, de manera tardía y sin una capacidad adecuada de negociación.

Pero entendamos primero cómo llegamos a ese fatídico 2019. Hasta noviembre de 2018 el IMSS era quien llevaba la batuta del sistema de compras consolidadas. El 95% de las adquisiciones era de medicamentos genéricos, los cuales ofertaban sus precios, como vimos antes, a través de un sistema de subastas inversas. El 5% restante correspondía a medicamentos que aún conservaban su patente, por lo cual se negociaron y de antemano se fijaron sus precios a través de la Comisión Coordinadora para la Negociación de Precios de Medicamentos y otros Insumos para la Salud, de la cual se anunció su futura desaparición en junio de 2021.

En enero de 2019 el secretario de Salud, el doctor Jorge Alcocer, anunció que México se acercaría a la Organización Panamericana de la Salud (OPS) con el fin de sumarse a los fondos Rotatorio y Estratégico de ese organismo, creados para compras consolidadas de medicamentos para más de 30 países de la región. Cabe mencionar que el volumen y la complejidad de las necesidades del sistema de salud de México sobrepasan la capacidad de este mecanismo. Es claro que el secretario de Salud lo ignoraba.

Durante el primer semestre de ese año, los fabricantes de medicamentos e insumos y los distribuidores estuvieron pendientes de las reglas que marcarían el nuevo procedimiento de compras. En realidad, se esperaba que la convocatoria fuera una versión reeditada de la compra consolidada que se había llevado a cabo los pasados cinco o seis años. La fecha de la convocatoria debió haberse hecho el día 20 de marzo, pero al llegar mayo no sucedía nada.

¿Qué era lo que retrasaba la convocatoria? Los estudios de la OMSHCP para intentar descifrar el sistema anterior de compras consolidadas, en específico, las licitaciones con miras de encontrar áreas débiles y puntos clave en los que se pudieran obtener ahorros más sustanciosos.

Durante este tiempo se llevó a cabo una supuesta investigación de mercado en la que se buscaba una posible elasticidad de precios a través de falsos contratos directos. ¿Cómo funcionaba esto? La OMSHCP invitaba a un proveedor a hablar y negociar, haciéndole pensar que seguramente obtendría un contrato por adjudicación directa. Por lo tanto, le solicitaban mostrar cotizaciones con los mejores precios posibles, y de este modo se trataba de entender cuál sería la utilidad del fabricante. Su objetivo era recabar información de los precios mínimos que podrían obtener de los laboratorios y a partir de ahí negociar precios aún más bajos. Claro está que ninguno de los participantes fue contratado. Se trató entonces de un engaño, además de una pérdida de tiempo y recursos que pudieron utilizarse en un proceso serio de negociaciones.

Es por ello que, a manera de as sacado bajo la manga, la Secretaría de Salud anunció que el 8 de abril darían a conocer los resultados de su investigación de mercado y el plazo para presentar las cotizaciones se extendería hasta las 18:00 horas del día 10. En ese escenario, los proveedores tendrían tan solo 48 horas para poder cotizar. Esa fecha se cumplió y no pasó nada.

El tiempo siguió transcurriendo y la última promesa fue que la convocatoria se llevaría a cabo el día 29 de abril; no fue sino hasta los primeros días de mayo que se publicó una convocatoria, la cual no sería definitiva sino hasta el día 7 de ese mes. No obstante, la verdadera convocatoria se lanzaría hasta finales del mes de mayo, más de 60 días después de lo previsto. Fue justo durante mayo cuando Raquel Buenrostro se reunió con los distribuidores para tratar de llegar a una negociación sobre sus márgenes.

Cuando por fin se dieron a conocer las bases del concurso, los proveedores estaban en pánico. No solo tenían tiempos demasiado cortos para responder, sino que además los famosos estudios de mercado realizados les imponían precios absurdamente bajos a negociar. Muchos de estos fabricantes, dedicados al desarrollo de medicamentos genéricos, trabajan con márgenes de utilidad muy bajos, ya que su apuesta comercial es a la venta de grandes volúmenes; por lo tanto, estos convenios representaban una desventaja apoteósica para los fabricantes.

No pasó mucho tiempo para que a la Oficialía le saliera el tiro por la culata. Como las bases eran tan vagas, confusas y en algunos casos absurdas, la oficina se inundó con infinidad de preguntas por parte de los concursantes. Para ser precisos, la colección fue de casi seis mil preguntas y el compendio de estas, con sus respectivas respuestas, ocupaba más de mil páginas. Luego de que se publicaron las respuestas, los participantes contaron con menos de 48 horas para enviar sus ofertas. Algunas mentes suspicaces no pudieron pasar por alto que el plazo tan corto era una sutil represalia por los miles de preguntas que obligaron a trabajar a marchas forzadas a la OMSHCP.

Al final, todas las compras del Sector Salud se decidieron en 72 horas, pero aún faltaba lo peor. Una vez adjudicados los contratos, las entregas debían realizarse en menos de 10 días, con productos fabricados y perfectamente acondicionados, so pena de ser sancionados. El proceso de adquisición de medicamentos se convirtió, de la noche a la mañana, en una ópera bufa y la consecuencia inmediata fue el fracaso completo, con más de 62% de las claves desiertas.

A los ojos del Gobierno, el que casi dos terceras partes de las compras quedaran sin alguna oferta significaba un desprecio por la licitación; la respuesta del presidente fue furibunda, con amenazas directas a la industria farmacéutica, a quienes acusó de querer chantajear al Gobierno y de sabotear al nuevo proceso licitatorio. Incluso acusó de complot, en el cual estaban involucrados tanto los fabricantes como los distribuidores, quienes no estaban dispuestos, según el presidente, a perder privilegios. Aquí comenzó el desabasto.

¿Qué sucedió entonces? El Gobierno fue al extranjero a comprar los medicamentos, lo que de manera tácita implicaba que importaría los insumos sin un concurso de precio, pero lo más extraño, sin un registro sanitario. La primera compra de este tipo se llevó a cabo en el mes de septiembre de 2019, cuando se adquirieron en Francia varias unidades de productos oncológicos, entre ellos el metotrexato, los cuales ingresaron al país sin registro sanitario y con el beneplácito del entonces comisionado de Cofepris. Sí, la autoridad estaba violando la ley.

Algunos insumos podían comprarse de forma directa; tal es el caso de los medicamentos con patente, que adquirían a través de sus fabricantes con precios negociados con la Comisión Dictaminadora de Precios. Otros pocos medicamentos, muy fáciles de fabricar y de bajo costo, se negociaron con algunos laboratorios que tenían la capacidad y la disposición de ofrecer precios extraordinariamente bajos. Pero el Gobierno debía mostrar cierta flexibilidad con los tiempos de entrega. No había modo de que algún fabricante tuviera el nivel de inventario suficiente para entregar en plazos tan cortos.

Aunque para el proceso de adquisiciones del segundo semestre de 2019 se intentó realizar una segunda edición, el porcentaje de claves adjudicadas fue mínimo. Para finales de 2019 y principios de 2020 los medicamentos escaseaban de manera significativa y las instituciones que contaban con algunos recursos hicieron adquisiciones mediante compras directas y a precios elevados a proveedores oscuros. Aunque sea duro, debe decirse: este proceso ineficiente y poco claro era propenso a la corrupción; eso costó vidas.

Ocurrió en el hospital regional de Pemex en Villahermosa. El 27 de febrero de 2020 se reportaron casi 70 casos de septicemia, una infección generalizada en el organismo que suele tener una alta mortalidad. La causa fue la administración de lo que se pensó era heparina contaminada (un anticoagulante) a pacientes que se encontraban en tratamiento de hemodiálisis. Se calcula que 14 personas fallecieron a causa de este evento. Semanas después se dio a conocer que Pemex no había recibido heparina contaminada, sino que el hospital compró directamente una sustancia falsificada que aparentaba ser heparina a un proveedor del que se desconocen sus datos. De hecho, hasta este momento no se han esclarecido las investigaciones de este caso y el único detenido quedó libre; las únicas noticias que se tuvieron de la institución fue su reconversión a hospital COVID-19, así como su inundación en verano de 2020.

EL ABSURDO DE DESAPARECER A LOS DISTRIBUIDORES

Como comenté antes, al enterarse de que el costo de la distribución representaba entre 8 y 10% del precio final de los medicamentos, el actual Gobierno tradujo esto como un potencial ahorro, sin alcanzar a comprender que la distribución especializada hace llegar los medicamentos de manera puntual, segura y en buen estado a cada una de las unidades médicas; en cambio, decidió nombrar a los distribuidores, con una evidente connotación peyorativa, «intermediarios». Para la administración, los intermediarios son malos *de facto*: encarecen los precios, aplastan a los productores y abusan de los clientes. Lamentablemente, esta concepción torcida demuestra, una vez más, la ignorancia sobre el sistema de abasto de insumos para la salud, no solo en México, sino en el mundo.

Según la Asociación Nacional de Distribuidores de Insumos para la Salud (ANDIS), en México existen alrededor de 50 distribuidores de medicamentos dedicados específicamente a atender los requerimientos de las instituciones y los servicios de salud de los gobiernos estatales. De este modo, se calcula que podrían abastecerse más de dos mil farmacias en diferentes unidades médicas con cerca de 1 700 millones de piezas cada año.

La configuración del mercado de distribución mantiene una íntima relación con el tipo de productos a entregarse. Así, una parte importante del volumen de fármacos es entregada por diferentes distribuidores, todos expertos, pero con alcances geográficos específicos o regionales. Sin embargo, a la OMSHCP le llamó la atención la existencia de tres grandes distribuidores, los más especializados en su rama y que entre ellos representaban más de 62% del costo de la distribución.

Lo que el Gobierno no visualizó es que estos tres distribuidores contaban con la mayor infraestructura, experiencia y conocimiento para la logística de medicamentos de alta especialidad que requieren vigilancia estricta, transporte refrigerado o a temperaturas constantes, así como monitoreo, telemetría y otras condiciones particulares que deben quedar en manos de los más experimentados. Al ser estos los medicamentos de precios más elevados se reflejan con un mayor costo de su distribución. Esta circunstancia se analizó de forma muy superficial: tres intermediarios acaparaban más de 60% del mercado, por lo tanto, se consideró una práctica monopólica e «inmoral». En consecuencia, el presidente de la República, de su puño y letra, firmó un memorándum vetando a los tres distribuidores más importantes: Grupo Fármacos Especializados, Maypo y DIMESA, dejando el proceso de adquisiciones sin la capacidad de movilizar y hacer llegar los productos adquiridos a los puntos de entrega.

La argumentación para deshacerse de estos intermediarios llegó al punto de minimizar su especialización técnica, diciendo que cualquiera podía llevarlo a cabo, ya que la distribución de medicamentos era el equivalente a «distribuir papitas». En la imaginación de la administración actual, cualquier persona con una camioneta podría distribuir medicamentos especializados.

Al finalizar el primer semestre de 2019 y tras vetar a los tres mayores operadores logísticos, ocurrió el primer acercamiento de negociaciones entre la responsable de la OMSHCP, Raquel Buenrostro, y los distribuidores. Convencida de que se trataba de simples intermediarios, pero entendiendo que se requería resolver la distribución, los llamó a negociar de buena fe. Sin embargo, Buenrostro, que tenía en mente ese margen de 30% que se iba en distribución, los presionó con objeto de obtener los ahorros que tanto buscaba. En realidad, estos distribuidores manejan márgenes variables que dependen de los volúmenes negociados, del tipo de medicamentos a transportar y, finalmente, de los precios acordados con el Gobierno. A grandes rasgos, se puede decir que existe un 10% de utilidad.

Como es obvio, la negociación no fue fácil. En alguna parte de la ecuación debía recuperarse el dinero que el presidente había solicitado, producto del combate a la corrupción. El problema era que, si se compraban los medicamentos, aun habiendo pagado los precios más castigados a los fabricantes, faltaba hacerlos llegar a las unidades médicas y sus farmacias. En todos los países, esto tiene un costo. En México, no querían pagarlo.

LA UNOPS Y EL PEOR NEGOCIO
EN LA HISTORIA DE LA SALUD

Durante 2020, en plena pandemia, el desabasto de medicamentos causó importantes estragos en la imagen pública del gobierno actual. Para ese momento, Raquel Buenrostro había sido transferida al SAT, por lo que la OMSHCP quedó a cargo de Thalía Lagunes, a quien lo que menos le interesaba era meterse en el complicado sistema de adquisiciones del sector salud que había fallado ya en dos ocasiones en menos de seis meses. Al mismo tiempo, a Juan Ferrer, a cargo del Insabi, le urgía tener un papel más protagónico dentro del proceso. En alguna parte del círculo rojo del presidente surgió la idea de involucrar a la Oficina de las Naciones Unidas de Servicios para Proyectos (UNOPS) en el proceso de compra consolidada.

La UNOPS es un organismo creado para darles solución a proyectos especiales como llevar medicamentos o atender emergencias en naciones pobres o con economías emergentes en América Latina. Hay que decirlo con claridad: la UNOPS carece por completo de experiencia en un proceso de adquisiciones de la envergadura del de México y es probable que la nuestra sea la compra de medicamentos más grande de todo el planeta hecha por un solo gobierno. No obstante, el 31 de julio se anunció el acuerdo con la OMS y la OPS. De este modo, la UNOPS tendría en sus manos un ejercicio de más de 6 800 millones de dólares para proveer de medicamentos e insumos al sector salud durante el periodo comprendido entre 2021 y 2024. A cambio, la UNOPS cobraría unos 85 millones de dólares. Como confirmó la organización civil Impunidad Cero, el pago final de esta comisión se desconoce, ya que la información se encuentra reservada.

Para poner en marcha esta nueva y extraña modalidad, se debía atender primero un pequeño detalle: había que cambiar la ley para que contrato, fechas, pagos y condiciones pudieran ser legales. Al Gobierno le tomó menos de dos meses hacer los ajustes requeridos en las leyes y, de este modo, su convenio entre la UNOPS y el Insabi podía arrancar a partir de agosto de 2020, aunque hubiera sido firmado antes de dichas reformas.

En el imaginario del Gobierno, la mejor parte de dejar las compras consolidadas en manos de la UNOPS consistía en que estas se llevarían a cabo con proveedores en el extranjero, lo cual hacía a un lado en gran medida a los «rebeldes» fabricantes nacionales, a quienes había que darles una lección según la ideología de la 4T. Esto fue música para los oídos del presidente, quien había prometido ir a buscar los medicamentos fuera del país y con ello combatir la corrupción y generar ahorros. Fue un duro golpe para la industria farmacéutica mexicana y parte de la extranjera legalmente establecida en el país. Aunque se realizaron protestas, estas fueron ignoradas por un muy empoderado Insabi.[7]

La gestión de la UNOPS ha sido un desastre, lo cual es comprensible ya que este organismo nunca fue diseñado para una misión así. Aun los despachos comerciales profesionales más avezados requerirían de una curva de aprendizaje de al menos 18 meses para poder instalar un sistema medianamente adecuado que atendiera la compra consolidada. El resultado fue claro: lentitud en la respuesta, excesivos tiempos de entrega, insumos que no llegan, pero, sobre todo, opacidad.

Para este momento, el sistema había cambiado dos veces, un nuevo organismo se hacía cargo de los recursos, los médicos estaban angustiados, los pacientes sufrían y los medicamentos no llegaban. Esta ineficiencia se convirtió en la burla de todos los actores en el sector salud y surgieron diferencias internas, en principio dentro del mismo Insabi, donde se presentaron algunos enfrentamientos con funcionarios de la UNOPS. Todos estos conflictos no pasaron inadvertidos y en junio de 2021 el Instituto Mexicano para la Competitividad (IMCO) dio a conocer un reporte que demostraba que las compras realizadas por la UNOPS habían sido realizadas al margen de la ley de transparencia.[8]

En febrero de 2021, en medio de la desesperación total, Adalberto Santaella, coordinador de abasto del Insabi, recomendó a través de un memorándum a todas las instituciones de salud que, debido a los inminentes retrasos en las compras por la UNOPS, cada servicio médico buscara la forma de adquirir directamente y con el proveedor que mejor les conviniera todos los medicamentos e insumos faltantes.

La carta, apodada en el medio como «Sálvese quien pueda», era un reconocimiento tácito al fracaso del tercer sistema de compras para la salud de este gobierno. Lo peor de todo fue que estas adquisiciones, una vez más, se encontraban fuera de todos los mecanismos de transparencia o de cualquier norma de vigilancia y cumplimiento que pudiera ser auditable por organizaciones contra la corrupción.

En mayo del mismo año el presidente dio un manotazo en la mesa y ordenó que la Secretaría de Salud encontrara el modo de resolver el problema de desabasto. Fue en ese momento cuando emergió lo que hoy se conoce como Plan B. Esta nueva estrategia incluía lo que se debía hacer desde el inicio: conjuntar a los expertos en adquisiciones de varias instituciones para que llevaran de la mano al Insabi en el proceso de aprendizaje sobre los requerimientos y modalidades de compras, así como consolidar una demanda y realizar adquisiciones de gran volumen.

En julio, el secretario de Salud anunció resultados positivos con los cuales, aparentemente, se entregarían a lo largo del segundo semestre de 2021 los insumos adquiridos mediante el Plan B.[9] Este volumen adquirido incluye varios medicamentos oncológicos que han sido el dolor de cabeza de este gobierno, debido a las implicaciones de imagen ante las protestas de los padres de los niños con cáncer. Sin embargo, en octubre de 2021, en una lamentable comparecencia ante el Congreso, tuvo que reconocer que el problema aún no se solucionaba.

El 25 de agosto el Consejo Técnico del IMSS solicitó que la UNOPS dejara de participar en las compras consolidadas, ya que el desabasto continuaba.[10] Pero deshacerse de la UNOPS no será nada fácil. Hasta el cierre de edición de este libro se desconocía la cantidad de recursos que recibió del Gobierno de México y por los cuales esperaríamos resultados. Se sabe que han incurrido en demoras en el pago a proveedores y que han tenido retrasos extraordinarios en las entregas.

En el colmo de los colmos, si el Gobierno mexicano cancela el contrato, podría verse implicado en sanciones y problemas legales internacionales. Quizá por ello, el 14 de septiembre de 2021, autoridades del Insabi, la UNOPS y representantes de la industria farmacéutica y de dispositivos médicos en México como AMIIF, Amelaf, AMID, Anafarmex y Canifarma se reunieron para definir mesas de trabajo con miras a la organización de las compras de 2022.

A más de dos años de desmantelar el sistema de compras, comienza el proceso de aprendizaje. Una vez más, al querer trasplantar un corazón nuevo, se deja al paciente sin nada por no pensar en un donante.

TRES *STRIKES* A LA 4T

Para entender este laberinto de la distribución de fármacos, juguemos un poco con analogías e imaginemos un partido del deporte favorito de esta administración: el beisbol. Pensemos por un instante que el Gobierno es el bateador, uno que necesita un *home run* para no perder el partido. Este jugador tiene metido a su equipo en el cierre de la novena entrada. En ese escenario, imaginemos la selección de los sistemas de distribución como las bolas que lanza un *pitcher* inmisericorde; vaya, la enorme y urgente necesidad de abastecer medicamentos a millones de mexicanos.

El estadio lleno, con el pasto de un verde prodigioso y un diamante impecable, así continúa la novena entrada. El *pitcher* hace su primer lanzamiento, pero el bateador, nervioso e inseguro, no mide la velocidad ni trayectoria y abanica por encima de la pelota.

Strike 1: las Fuerzas Armadas. ¿Soldados repartiendo medicinas? No se sabe a ciencia cierta de dónde surgió la idea de utilizar a militares como operadores logísticos para la distribución de medicamentos e insumos para la salud. Podría sospecharse que quizá fue una idea del presidente de la República.

Pensar en las Fuerzas Armadas como distribuidores perennes de medicamentos es absurda por dos razones: la primera es que las Fuerzas Armadas tienen otras labores como la de la defensa de la patria o el auxilio a la población mexicana en casos de desastre. Pero la segunda, y más obvia, es que la operación logística y de distribución de medicamentos requiere de condiciones de almacenamiento, transporte y manejo especializado. El Ejército carece de ese tipo de instalaciones o de transportes, lo cual se dejó ver en algún momento, cuando llegaron a circular fotografías en donde vehículos militares transportaban cajas de medicamentos debajo del rayo del sol, a la intemperie.

El manejo especializado también puede estar en los detalles específicos de una distribución diferenciada, y para ilustrarlo pondré un ejemplo muy simple. Los laboratorios farmacéuticos surten sus medicamentos en envases, que pueden ser cajas o frascos que vienen dentro de otra caja llamada envase secundario. Para expenderse y transportarse, se acomodan varias piezas en corrugados (cajas de cartón) unificados que contienen 20, 50 o 100 unidades, dependiendo del tamaño del envase secundario. A diferencia de muchos países, nuestras farmacias públicas y privadas pocas veces compran los corrugados completos. Es frecuente que soliciten solo cinco, seis o 13 piezas sueltas de algún medicamento. Es por ello que los operadores logísticos deben abrir de forma manual los corrugados y seleccionar el número específico de piezas para cada uno de esos destinos. Estas piezas se acomodan en cajas de plástico individuales y personalizadas para cada farmacia. El proceso de *picking* y *packing* debe multiplicarse por los cientos de sitios de entrega a lo largo de las zonas más recónditas del país. Si el Ejército se dedicara a hacer esto, se requeriría una logística y divisiones militares, involucrando miles de elementos asignados específicamente para llevar a cabo esta tarea.

Una vez más, volvemos a la frustración de la OMSHCP, ahora al darse cuenta de que el proceso de compras y adquisiciones no estaría completo hasta no haber recorrido lo que en logística se conoce como «la última milla». Para entender este concepto pongo otro ejemplo: podemos comprar cualquier artículo en Amazon o Mercado Libre y monitorear cómo lo surten y lo envían. Al final, llega un momento en el que se encuentra en algún almacén cerca de nuestra casa, y es entonces donde, por falta de personal o vehículos de entrega, puede esperar dos, tres o cinco días en recorrer esa última milla para llegar a su destino. Sí, la última milla se convirtió en un dolor de cabeza para el Gobierno.

En este lapso, dos de los distribuidores que habían sido vetados, DIMESA y Maypo, obtuvieron amparos, por lo que el Gobierno podía ya solicitar y adjudicar sus servicios de distribución especializada para las pocas claves que lograron comprar en sus procesos. Más adelante hablaré sobre los modelos de trabajo de los grandes distribuidores en el mundo, pero, para dejar una idea de la envergadura de esta industria, se calcula que la distribución de insumos para la salud es un negocio de alrededor de 73 mil millones de dólares en el mundo.[11]

No. La distribución farmacéutica no es un negocio para soldados, mucho menos para aficionados.

El juego no ha terminado, el bateador está perdiendo la compostura y se le ve muy nervioso. El *pitcher* mira una base, mira a la otra y vuelve a lanzar.

Strike 2: **Birmex. Inventando su propio distribuidor.** El último intento por manejar a nivel gubernamental la distribución de los medicamentos se dio en 2020, al incluir a Birmex, una empresa cuya participación es, en su mayoría, estatal, como el potencial operador logístico para los nuevos procesos licitatorios. Birmex es el típico ejemplo de cómo en México se pueden crear héroes y mártires a conveniencia de la ideología en turno. Creada en el primer tercio del siglo pasado, con objeto de proveer a México de antídotos, antivenenos y algunas vacunas de fabricación nacional, Birmex ha pasado de ser virtualmente desconocida para la mayoría de la población a estar en la boca y las plumas de la opinión nacional a raíz de su involucramiento en el proceso de distribución y por la campaña nacional de vacunación contra la COVID-19.

No es extraño que se hayan inventado historias y mitos con tintes nacionalistas alrededor de Birmex. La mayor parte habla de una empresa fabricante de vacunas de clase mundial que fue desmantelada por los «gobiernos neoliberales» para convertirla en una simple oficina de compra de vacunas al extranjero. Se ha instaurado también una épica historia en la que estas administraciones (neoliberales) desmantelaron a Birmex y que, si eso no hubiera ocurrido, México tendría ya su propia vacuna contra la COVID-19. Este argumento fantasioso está a punto de convertirse en dogma; un poco como el del águila que devoraba a la serpiente.

La capacidad de innovación, investigación y desarrollo de Birmex siempre estuvo limitada a la tecnología de la primera mitad del siglo pasado. La empresa llegaba a producir antídotos y antivenenos simples a partir de suero de caballos y, como cientos de fabricantes en el mundo, llegó a sintetizar algunas vacunas del esquema básico durante los años sesenta y setenta. Pero en la década de los ochenta, la tecnología recombinante cambió de manera dramática el paradigma de las inmunizaciones en el mundo, lo que dio paso a una nueva generación de vacunas. En esa época, la empresa se denominaba Gerencia General de Biológicos y Reactivos y, al haberse quedado tecnológicamente a la zaga, su labor principal ahora era la gestión e importación de diferentes tipos de vacunas a México. En ese tiempo, por ejemplo, cualquier médico privado que quisiera aplicar vacunas en su consultorio las compraba a ese antecesor de Birmex.

Las causas de la falta de crecimiento o abandono de Birmex o por qué su visión, misión y objetivos no se enfocaron en el desarrollo de las modernas vacunas con tecnología recombinante seguirán siendo un misterio por muchos años. Pero lo que es claro es que, en tiempos de Miguel de la Madrid, la empresa que luego se denominaría Birmex fabricaba solo unas cuantas vacunas e importaba las más modernas. Los gobiernos neoliberales no tuvieron nada que ver con esto.

En el año 2010, durante la administración del presidente Felipe Calderón, se firmó un acuerdo entre México y el Gobierno de Francia para que Sanofi Pasteur iniciara un proyecto para la fabricación en México de vacunas contra la influenza. Fue un convenio que implicó transferencia de tecnología para que justo Birmex se convirtiera en el fabricante de este tipo de vacunas para el Gobierno de México.

Podríamos dedicar mucho más espacio a la discusión sobre las capacidades de investigación, desarrollo y manufactura de Birmex, pero no es el objetivo. Lo fundamental es entender que para el año 2020 la experiencia total de Birmex en logística avanzada para la distribución de todos los productos del sector salud era prácticamente nula. Su director hasta diciembre de 2021, Pedro Zenteno, es un médico cuya única experiencia es haber sido diputado y fundador de Morena y, a decir del presidente, «un profesional, un luchador social». Desconozco si estas sean las credenciales más adecuadas para hacerse cargo de la distribución farmacéutica más importante de Latinoamérica.

En agosto de 2020 el Gobierno tuvo que sentarse de nuevo a negociar con algunos distribuidores. En esta mesa participaron también empresas de mensajería e incluso transportistas en general, con quienes se repartieron el territorio nacional por zonas. En esa decisión, Birmex participaba con sus almacenes y algún sistema de distribución. Se desconoce el razonamiento mediante el cual se llevó a cabo este reparto territorial y hasta el momento solo se sabe que estos contratos provinieron, una vez más, de adjudicaciones directas. En una paradójica y macabra sucesión de hechos, a finales de noviembre de 2021, el presidente realizó un enroque en el cual nombraba a Zenteno como director del ISSSTE, dejando a cargo de Birmex al general Jens Pedro Lohmann Iturburu. López Obrador no quita el dedo del renglón: quiere militarizar el proceso.

Volvemos al juego. Última oportunidad de batear antes de perder el juego. El *pitcher* no avisa y sin más lanza la bola rápida y con efecto. El bateador nunca vio venir ese torbellino.

Strike 3: ¿aunque sea con la UNOPS? Tras el fracaso inicial del nuevo modelo de distribución y a casi dos años de haberse iniciado un cambio que supuestamente daría certeza, pulcritud y transparencia al sistema de compras, las instituciones adquirieron de nuevo, como hace 25 años, sus insumos y medicamentos de manera directa, sin transparencia y a precios superiores a los que pudieron haber sido negociados en la compra consolidada.

Apenas a mediados de septiembre de 2021 el Insabi y la UNOPS daban a conocer que se encontraban «estableciendo estrategias con las asociaciones e industria farmacéutica para la entrega de medicamentos y material de curación adquirido en compras consolidadas para 2021 y 2022». Al momento de escribir este texto, aún falta por resolver cuál será con exactitud el papel de la UNOPS en la distribución de los medicamentos; sin embargo, es clarísimo que haber contratado los servicios de esta organización internacional ha sido una de las peores decisiones dentro de este proceso.

Y después de tres *strikes*, el bateador, abatido y con la mirada baja, regresa al *dogout*. Nada de lo que intentó le funcionó. Este ha sido un juego perdido para México.

Al final, es muy claro que el Gobierno no tenía una razón para haberse peleado con los distribuidores. La necesidad imperiosa de querer encontrar ahorros, recortar costos y hallar «corrupción» a toda costa los hizo tomar medidas improvisadas e ilógicas que seguro resultarán mucho más caras. Quienes aún lo siguen sufriendo son los pacientes.

¿DE QUÉ TAMAÑO ES EL DESABASTO?

En la actualidad, esa es una pregunta difícil de responder. La complejidad de la respuesta radica en la inconsistencia con la que se han llevado a cabo las adquisiciones de las diferentes claves a lo largo de estos últimos tres años. Lo que debe quedar claro es que no hablamos de un desabasto continuo y absoluto de los medicamentos. Eso sería un verdadero desastre y no habría manera de que los pacientes sobrevivieran a semejante situación.

El problema reside en la incapacidad de las autoridades para realizar negociaciones que garanticen un abasto adecuado y a tiempo de más de tres mil claves distintas de medicamentos, material de curación e insumos. Es por ello que, a lo largo de estos meses, las soluciones parciales, remedios y remiendos que se han logrado se traducen en entregas incompletas, cantidades limitadas y precios superiores a los que se negociaban en 2018.

Diferentes organizaciones han intentado cuantificar y rastrear las necesidades, pedimentos, compras, adjudicaciones y precios, y se han enfrentado a un verdadero laberinto de falta de datos, atomización de cifras y, en algunos casos, han tenido que dedicar equipos especiales de trabajo para realizar análisis forenses sobre la escueta documentación con la que se cuenta sobre las compras de medicamentos. Para efectos prácticos, el día de hoy no sabemos a ciencia cierta quién está comprando qué, ni cuánto se está pagando por ello.

En agosto de 2021 el Insabi publicó en su sitio web el Estatus General de Abasto, que antes llevaba el apellido «para las personas que no cuentan con Seguridad Social».[12] Con esto se entiende que el Insabi solo reporta lo que adquiere para los diferentes servicios de salud estatales. De este modo, cualquier otro sector de la población no está contemplado en el censo y, por lo tanto, no se puede vislumbrar el verdadero panorama. Por otra parte, quienes también padecen estas lagunas de registros son las organizaciones civiles que, a semejanza de los arqueólogos, excavan entre cifras caóticas tratando de obtener mediciones puntuales para saber las necesidades inmediatas de los fármacos.

Al analizar el Estatus General de Abasto en el sitio web del Insabi, encontramos una colección de archivos en formato PDF que se actualizan cada semana. El problema radica en que los archivos solo se han registrado desde el 13 de agosto de 2021. Al momento de escribir este texto, el documento más reciente corresponde al 29 de octubre. En estos reportes podemos apreciar datos para cada uno de los estados de la República, en los cuales se conoce la cantidad de claves solicitadas en ese periodo y que se convierten a su vez en un número frío de piezas. Al lado, podemos ver la relación de las piezas surtidas. Hasta aquí, esos son todos los datos útiles. Las otras columnas se refieren a «pedimentos» y «remisiones», lo que sea que eso signifique.

Estos formatos carecen de utilidad al no tener hipervínculos que nos digan cuáles son esas claves adquiridas y cuántas piezas por claves se solicitaron. De esta manera sabríamos qué es lo que sí se está surtiendo y qué es lo faltante; pero estas son solo tablas de reporte numérico.

El 13 de agosto, por ejemplo, se solicitaron 98.7 millones de piezas de entre 1 351 claves. De esto, se surtieron poco más de siete millones de piezas, pero no sabemos de qué claves. El reporte del 10 de septiembre dice que se solicitaron 150 millones de piezas de entre 1 388 claves y de esto se surtieron poco más de 15.3 millones de piezas, otra vez, sin saber de qué claves. La información que presenta el Insabi sobre el Estado General de Abasto es una abigarrada colección de números que mezclan tabletas de paracetamol, suturas, cápsulas de losartán, ampolletas de propofol, guantes de látex, condones, etcétera.

Con todo esto, la respuesta a la pregunta sobre la dimensión del desabasto la seguimos encontrando en el día a día de los médicos y el personal de salud que padecen de faltantes en sus centros de trabajo. Lo vemos en pacientes como Santiago, que requieren sus medicamentos, pero salen una de cada cuatro consultas con recetas no surtidas. Lo vivimos en cada uno de los niños con cáncer que se enfrentan a quimioterapias discontinuas o, en algunos casos, suspendidas hasta nuevo aviso.

La gratuidad nos ha salido muy cara.

5

HISTORIAS DE SOBREVIDA

Cuando los Reyes Magos no hacen magia

La pesadilla comenzó para Adonai y sus papás cuando él tenía apenas 4 años. Lo que en un inicio parecía ser una afección de las vías respiratorias debido a unos ganglios inflamados en el cuello ameritó un tratamiento con antibióticos que no tuvo éxito; de hecho, en una consulta se consideró la cirugía para retirarle las amígdalas.

Tras varias visitas a diferentes médicos y sin mostrar mejoría, los resultados de una resonancia magnética no dieron buenas señales. Las miradas pueden decir miles de cosas y Dulce, la madre de Adonai, lo tiene muy claro; recuerda los ojos del doctor y el momento en el que entendió que la vida de su hijo estaba en peligro.

Le dijeron que debían realizarle a su hijo una biopsia para descartar un linfoma. Siendo una mujer preparada, no tardó en buscar el término en internet; el terror se instaló dentro de ella al descubrir su significado: tumor maligno del tejido linfático. La pesadilla se hizo realidad cuando en marzo de 2020 los resultados del laboratorio Centro Médico Nacional La Raza del IMSS en Ciudad de México arrojaron un diagnóstico ineludible: leucemia linfoblástica aguda.

Ni Dulce ni mucho menos Adonai estaban preparados para el largo camino que les esperaba. Solo es posible comprender lo que implica un tratamiento de quimioterapia cuando se atraviesa por esa situación. Para la primera quimio, Dulce comenzó a vivir en carne propia lo difícil del proceso: la llegada de la pandemia y la consecuente reconversión hospitalaria causó incertidumbre sobre el cierre de servicios y la accesibilidad a los medios de salud. La doctora que llevaría el caso de Adonai concertó una cita para una semana después; su intención era darle a la madre del niño un margen de tiempo más amplio para conseguir la ciclofosfamida que ya por entonces faltaba en la institución. Luego de preguntar en la farmacia del IMSS y no recibir ninguna señal de cuándo llegarían los fármacos, Dulce buscó en farmacias privadas, pero obtuvo el mismo resultado. Después, rastreó en asociaciones que le habían recomendado. Nada. Además de caer en el calvario del cáncer, súbitamente se vio afectada por el desabasto de medicamentos.

Suele decirse que cuando algo está saliendo mal, siempre puede resultar peor, y con Dulce no fue la excepción. Uno de los terribles efectos colaterales de este desabasto ha sido el florecimiento del mercado ilegal de medicamentos. En su búsqueda por el tratamiento para Adonai, se encontró, como en el caso de muchas otras madres desesperadas, con gente que pretendía abusar de ella y venderle medicamentos de dudosa procedencia; no obstante, hay que aceptarlo: en una situación así, una mamá está dispuesta a lo que sea con tal de salvar a su hijo.

Adonai tiene ya 6 años. Han pasado dos desde que comenzó su tratamiento y su mamá cuenta con mayor entereza; ahora puede visualizar con cierta tranquilidad la situación. Gracias a la sinergia de padres y madres de familia que tienen pacientes en oncología pediátrica, se llevaron a cabo múltiples reuniones para exigir a las autoridades correspondientes una solución. Una vez que sus reclamos fueron escuchados, la sorpresa de Dulce fue grande: al presentarse ante las autoridades de la Secretaría de Salud, logró escuchar de viva voz cómo los funcionarios no solo desconocían la situación, sino que también ignoraban las claves de los medicamentos faltantes; para colmo de males, estos tampoco tenían la menor idea sobre el uso de varios de los medicamentos necesarios para los tratamientos oncológicos.

Aunque ha existido distanciamiento entre padres de familia y autoridades, el desabasto generó también lazos fuertes entre grupos de padres y madres, no solo del hospital de La Raza en Ciudad de México, sino de otras instituciones que se añadieron a la causa, con familiares de pacientes del IMSS, ISSSTE y de los hospitales ahora administrados por el Insabi, así como de otras ciudades entre las que se encuentran Tijuana y Oaxaca. Dulce asistió a todas las reuniones que se organizaron a partir de esta crisis. En consecuencia, surgió el movimiento de amparos y circuló la información que detallaba el procedimiento para solicitarlos. Sin embargo, ella no cree que los amparos sean la vía correcta para conseguir los medicamentos y se cuestiona sobre los medios que se utilizan para obtener los recursos; aunque está de acuerdo en denunciar y exigir a las autoridades, no promueve esa vía legal. Desde su visión personal, ella cuida que Adonai no sea partícipe de movimientos que usan la urgencia y crisis de los pacientes para sus fines políticos. Ella solo quiere que su hijo se mejore.

Dulce ha sido tolerante y conciliadora. A pesar de que en muchas ocasiones no existe el medicamento específico que requiere su hijo, gestiona con los doctores la posibilidad de otras dosis mientras se repite el mantra: «Póngale al niño el tratamiento, pónganle lo que tengan, pero el niño necesita su quimioterapia». Así, ella insiste en no quitar el dedo del renglón y permanece al tanto de las notificaciones de los funcionarios; como aquella ocasión en que los condujeron a la Oficialía Mayor de Hacienda y la oficial Thalía Lagunes los recibió con empatía y los escuchó. Muchos de los padres rompieron en llanto de la desesperación y en esa ocasión la oficial consiguió de inmediato las quimioterapias solicitadas. Otro de los acontecimientos que la llenan de orgullo ocurrió cuando los familiares crearon un chatbot que brinda información inmediata a los padres; se trata de una forma de canalizar las dudas al área correspondiente y que en teoría debe ser atendida en menos de 24 horas según sea el caso. Dulce afirma que ciertos aspectos han mejorado desde que «entró en el mundo del cáncer», todo gracias a la persistente labor de los familiares que hacen lo imposible por ayudar a sus pacientes.

El tiempo pasó, Adonai acaba de entrar al kínder. Como era de esperarse, sus tratamientos y la pandemia afectaron su inicio escolar. Pero su mirada no ha perdido la dulzura y la inocencia, a pesar de que las quimioterapias le han robado la energía para jugar en el parque. El último año, los Reyes Magos le trajeron unos patines. Con una singular alegría y la emoción de tan solo ver el color y las ruedas, intentó ponérselos de inmediato; para él, era un sueño cumplido. Sin embargo, ese día no pudo usar sus patines nuevos, pues su fatiga era extrema. A veces la magia no es suficiente para que un niño pueda vivir a plenitud.

El camino no ha sido fácil para ninguno de los dos. Dulce bajó de peso durante estos dos años, dejó de estudiar la maestría y entró a trabajar en un jurídico para tener un ingreso estable. Cada vez que tiene oportunidad, ayuda a otras madres que atraviesan por un calvario similar al suyo; procura hacerles la vida más amable mientras les ofrece un camino más corto para lograr que sus hijos tengan los medicamentos que necesitan. Ha hecho amigos y amigas de diferentes lugares de la República, consolidando una red a nivel nacional en la que luchan por los derechos de las niñas y los niños. A ella no le interesa indagar sobre si hay oscuros motivos en el desabasto de medicamentos, tampoco le importa señalar a un responsable o escarmentarlo; su prioridad es que Adonai tenga una vida digna y que pueda crecer y ser feliz. No le importan los sacrificios, las deudas o los tragos amargos de la burocracia. Como dice, está dispuesta a cruzar un mar de lava con tal de ver la sonrisa de Adonai. Para ella, todo vale la pena por su hijo.

Si pudiera volar con la mente

En los últimos dos años Elizabeth ha leído diferentes libros para tratar de entender el porqué de sus padecimientos; tal vez por ello se sintió satisfecha cuando encontró en uno de ellos que gran parte del origen de sus enfermedades se relacionaba con su salud mental. Esto tuvo sentido para ella porque trabajó durante muchos años como subdirectora de Finanzas en el área del Buró de Crédito, e incluso estuvo a cargo de cinco gerencias. Su vida era tan agitada, convulsa y estresante que, aunque profesa la religión católica con estricto apego, se vio obligada a trabajar en Viernes Santo. Y sí, sus niveles de estrés durante mucho tiempo estuvieron por las nubes y es hasta ahora que puede mantener la calma, reflexionar y valorar la quietud de un amanecer.

En 2016 diagnosticaron a Elizabeth con fibromialgia, un trastorno neurológico caracterizado por dolor musculoesquelético generalizado, acompañado por fatiga y, en ocasiones, problemas del sueño, la memoria y del estado de ánimo. La fibromialgia es uno de los padecimientos neurológicos más difíciles de diagnosticar y se desconoce exactamente su incidencia entre la población mexicana. Sin embargo, es una enfermedad que suele afectar más a las mujeres que a los hombres; vuelve más difíciles sus actividades diarias y, por lo tanto, disminuye su calidad de vida.

Elizabeth se atiende en la clínica 46 del IMSS en Ciudad de México; algunos de los fármacos que requiere para su tratamiento son la amitriptilina y clonazepan, que si bien no son los más modernos, le han ayudado a sobrellevar su padecimiento con menos molestias. Hasta donde recuerda, solo en contadas ocasiones le han sido surtidas al 100% sus respectivas dosis. Afortunadamente para ella, y debido a que tiene dos pensiones, una por parte del IMSS y otra del ISSSTE, puede comprar sus medicamentos pagándolos de su bolsillo. Esto no deja de ser una mella en su economía, pues, además de la fibromialgia, Elizabeth tiene otros padecimientos que atenderse.

Que el desabasto fuera creciendo y sus derechos como beneficiaria del IMSS se vieran truncados la perturbó. Su desesperación fue tal que en una ocasión tuvo una fuerte discusión con la encargada de la farmacia, quien tomó de los hombros a Elizabeth, la metió al almacén y le mostró sin reservas lo que había dentro:

—Mire, señito. Mire usted. Los anaqueles están casi vacíos y estos de aquí me tienen que servir para esta semana.

—¿Y por qué no hay?

—¿Por qué cree usted, señito?

—¿Por el nuevo gobierno?

—Así es, señito. Ellos nos tienen metidos en este hoyo.

Para Elizabeth son incomprensibles las decisiones del Gobierno y cómo estas repercuten en su salud y en su bolsillo, porque desde hace varios meses tiene que surtirse en una farmacia privada. Como sus medicamentos son Fracción II, necesita una receta que obtiene pagando la consulta en el consultorio adyacente. Muchos mexicanos están haciendo lo mismo. Por si esto no bastara, hace poco le realizaron una operación del hombro y requiere de cierto analgésico para calmar el dolor; como tampoco se encuentra disponible, su cuenta bancaria se sigue adelgazando mes con mes.

Afirma que varias veces se ha dirigido con el jefe de administración de la clínica 46. En una ocasión dejó sus papeles, una copia de su identificación, su INE, y le dijeron que le darían respuesta en menos de 20 días. No obstante, los 20 días se convirtieron en más de un semestre. Su tratamiento ha sido frustrante y sus índices de estrés han aumentado de manera alarmante. Su economía llegó al punto de quiebre y no tuvo más remedio que pedir ayuda a su familia para compensar los costos y trasladarse a comprar su medicamento.

Cuenta que para la cirugía en el hombro tuvo que tramitar un amparo que le permitiría recibir atención en traumatología. Lo hizo a través del Instituto Federal de la Defensoría Pública, el trámite fue gratuito y el acompañamiento fue amable; de otra forma, asegura, seguiría en lista de espera para atender su hombro. Tal parece que esta operación era necesaria para resolver una complicación causada previamente por la anestesia que se le aplicó durante la reparación de una hernia hiatal, procedimiento en el cual su brazo estuvo en una mala posición.

A sus 71 años, Elizabeth se encuentra estable, aunque no dejan de dolerle las articulaciones. Su movilidad es muchísimo menor que la que presentaba mientras trabajaba en el Buró de Crédito. En algún momento trató de realizar actividades en pro de fundaciones que ayudaban a niños y niñas, pero le resultó imposible debido a su padecimiento.

Su objetivo desde entonces es vivir en paz para reducir el estrés y, por consiguiente, sentirse menos enferma. Ha logrado sobrellevar el desabasto gracias a su antiguo empleo de muchos años y a la fortuna de contar con hermanos que procuran su bienestar. De otro modo, le sería difícil llevar una vida digna. Como lectora voraz, a diario encuentra en las palabras una manera de dejar que su mente vuele y se relaje, y para cuidarse lo mejor posible, se ha vuelto una ávida lectora de nutrición, relajación y *wellness*. De este modo, confía en poder sobrellevar el estrés de la carencia de medicamentos

CUANDO ALGUIEN MUERA, TÚ ENTRAS

«Nos dan medicamentos solo porque estamos chingue y chingue», afirma Ana Karen, después de trabajar una larga jornada en Tamaulipas Diversidad Vihda Trans A. C., asociación enfocada en prevenir, educar y sensibilizar a la comunidad sobre temas como el VIH. Para ella como activista social, la lucha por el desabasto de medicamentos parece infranqueable.

Ana Karen es una mujer trans y eterna combatiente por los derechos humanos de comunidades vulnerables. Contrajo VIH desde hace 26 años y radica en la ciudad de Tampico, Tamaulipas. Al relatar su trabajo en la asociación, le es inevitable recordar el día que decidió hacer público su padecimiento. Fue en el año 2006 cuando una amiga suya que estudiaba Ciencias de la Comunicación gestionó una intervención artística en la plaza de armas de Tampico. Se colocaron fotografías de gran formato que mostraban los rostros de personas con VIH en medio de las jardineras y pasillos; mientras tanto, una comitiva encapuchada caminó por las calles alrededor de la plaza hasta llegar al kiosco central; cada una de las personas que formaban parte del grupo portaba el listón rojo, símbolo global de la lucha contra el VIH. En ese lugar, Ana Karen se quitó la capucha y, por medio de un micrófono, reveló su nombre y su condición. Se abrió ante el mundo y logró su mayor emancipación.

El trabajo que realiza en Tamaulipas Diversidad dista de solucionar el problema de raíz, pues quizá el mayor obstáculo con el que se enfrenta es la ignorancia. A pesar de que el acceso a la información sobre el VIH es amplio, personas como ella son víctimas de la discriminación, desde el ámbito laboral hasta el acceso a la salud. Este virus aún carga estigmas que rayan en lo absurdo y humillante. Ana Karen cuenta, por ejemplo, aquella ocasión en que en la Secretaría de Salud de Tamaulipas se colocó una lona impresa con el título «SE BUSCAN POR CONTAGIOSOS». Debajo del encabezado se enlistaban padecimientos como el dengue, la influenza, chikungunya y el VIH. Para Ana Karen, esta exposición era denigrante, por lo que levantó una denuncia; ante el despropósito, la institución se vio obligada a emitir una disculpa pública.

Para ella no siempre existió el cobijo de su asociación. Recién llevó a cabo su transición, laboró en las calles como trabajadora sexual durante un par de años; posteriormente, se unió a otras compañeras para sacar adelante un carrito ambulante de tamales. Con el tiempo, Ana Karen adquirió conocimiento respecto a sus derechos como ciudadana mexicana y en específico como portadora de VIH. Entonces supo que existen lugares como los Centros Ambulatorios para la Prevención y Atención del Sida e Infecciones de Transmisión Sexual (CAPASITS), que, además de brindar información, ofrecen pruebas gratuitas a la ciudadanía, así como los antirretrovirales que necesitan personas que viven con este virus.

En el estado de Tamaulipas existen cinco CAPASITS, en Tampico, Matamoros, Reynosa, Nuevo Laredo y Ciudad Victoria; en este último se ubica el almacén encargado de recibir y almacenar los medicamentos que después se distribuirán a las otras cuatro ciudades. Este protocolo se estableció, nos dice, a partir del robo de antirretrovirales, por lo que la distribución depende de tres firmas para que puedan ser liberados… siempre y cuando el CAPASITS de Ciudad Victoria haya sido abastecido, claro. Ana Karen descubrió sobre la marcha los detalles del uso de los antirretrovirales debido a su necesidad como portadora del VIH, así como de la función de guía que ha representado para cientos de personas. Ha aprendido que la denuncia es vital para este tipo de procesos, y que exigir el cumplimiento de sus derechos de manera pública es una forma de generar un antecedente, de visibilizar ante la sociedad y las instituciones un problema que muchas veces parece inexistente.

Según las cifras que se registran en la asociación, alrededor de 800 personas en Tamaulipas requieren el medicamento, desde niñas y niños hasta amas de casa y trabajadores, incluyendo por supuesto a la comunidad trans. Para ellos, es esencial que su tratamiento no falle. Hace apenas tres décadas padecer sida era el equivalente a una sentencia de muerte; hoy, gracias a los modernos tratamientos, la infección por VIH se ha convertido en una enfermedad crónica que puede sobrellevarse si la terapia es la adecuada y se sigue al pie de la letra. Sin embargo, el no hacerlo puede tener graves efectos; desde una infección por gérmenes oportunistas, hasta el avance de esta por VIH o sida.

Ana Karen ha sorteado durante varios sexenios las peripecias de la burocracia, además de la falta de seguimiento a programas establecidos por cada gobierno y a las reglas que se renuevan vez con vez. No obstante, con el cambio de administración en 2018, el panorama para la asociación se tornó aún más oscuro; además de los avatares del suministro de medicamentos, las decisiones del Gobierno provocaron un desabastecimiento de antirretrovirales. La comunidad afectada por el VIH ya era vulnerable *de facto*; pero Ana Karen relata que, con la carencia de las dosis, los funcionarios a cargo se deslindaron alegando que «si no tienen medicamentos, es porque se lo merecen, ustedes se metieron en eso». Aunque la discriminación está tipificada como un delito, pareciera que algunos burócratas a cargo de los medicamentos para el VIH lo desconocen, así como carecen de sensibilidad y empatía ante un sector que poco a poco ha levantado la voz.

La llegada del desabasto representó un chiste de mal gusto, incluso macabro, para la comunidad. Y es que, a pesar de que los pacientes tenían recetas, estas no podían surtirse debido a la falta de medicamentos antirretrovirales; el Gobierno estatal culpaba al federal de no suministrar los fármacos, mientras que el federal reviraba argumentando que el primero permitía robos a los anaqueles. Aunque desconoce las cifras, Ana Karen puede asumir que muchos pacientes se complicaron, sobreinfectaron y algunos incluso agravaron su condición de forma mortal.

En México, las personas LGBTTTIQ han demostrado contar con grupos organizados de trabajo y activismo que, afortunadamente, les han dado voz y acceso a tratamientos. De eso dependen sus vidas.

Y es en este contexto en el que Ana Karen ha luchado por denunciar los actos de injusticia que los gobiernos han ejercido en contra de las personas con VIH. Una de las respuestas más crueles que alguna vez recibió fue: «Te vamos a poner en lista de espera; cuando alguien se muera, tú entras». Desde la defensa de mujeres embarazadas, personas vulnerables, amas de casa, profesionistas y trabajadoras sexuales, la labor de la asociación se ha incrementado debido a los estragos de la pandemia; aunque no estaba dentro de sus objetivos, ayudan a la comunidad con despensas y actividades recreativas para las familias que sufren por la crisis. Procuran que las personas afectadas den la cara al mundo para tener un registro del olvido en el que este sector de la sociedad ha permanecido por tanto tiempo.

Ana Karen se pregunta por qué el Gobierno no se compromete con una necesidad tan básica como tener los medicamentos a tiempo. Y sí, como en otros casos, el compromiso gubernamental es pasajero. El 11 de noviembre de 2021 la asociación Salud Derechos y Justicia A.C. envió una carta al secretario de Salud que, a la postre, es presidente de Conasida.[1] En esta carta, se le hace ver al doctor Jorge Alcocer que el Insabi estaba incumpliendo un acuerdo para estar presente en el grupo de trabajo de abasto interinstitucional. El Insabi eludía su deber de informar el estatus de la compra de antirretrovirales para el año 2022, así como sus tipos, cantidades y requerimientos por institución, mecanismos de distribución, etcétera. Una vez más, el Gobierno no muestra interés. Una vez más, el Insabi incumple compromisos.

Sobre el tema, el analista Genaro Lozano escribió el 7 de diciembre: «Respecto al VIH, la 4T ha tenido unos bandazos incomprensibles. Por un lado, arrancó con muy buenas intenciones y con voluntad de cambio, pero, por el otro, las políticas de austeridad, la desconfianza en la sociedad civil y la COVID-19 han tenido un impacto aun mayor y aún por evaluarse a mediano y largo plazo».[2]

Que una persona pague un tratamiento adecuado y completo con dinero de su bolsillo es, para fines prácticos, imposible (un medicamento de patente puede llegar a costar entre 15 mil y 17 mil pesos al mes). Mucho más si hablamos de personas que han sido discriminadas hasta por el mismo Gobierno y difícilmente tendrán acceso a un trabajo estable que pague los montos requeridos para sostener la enfermedad.

Desde hace varios años, la política nacional de salud establece que el tratamiento para los pacientes con VIH es gratuito y en los últimos años se ha contado con antirretrovirales de alta calidad. No obstante, la mala comunicación, en conjunto con el cambio de gobierno y el consecuente desabasto han levantado una lógica suspicacia entre un grupo de pacientes que a través de la historia ha sido objeto de discriminación y malos tratos.

Con la pandemia, la atención a personas con VIH se complicó; son pacientes altamente vulnerables y con necesidades que día a día se incrementan. Es por ello que asociaciones como Tamaulipas Diversidad Vihda Trans A. C. organizaron movilizaciones en todo el país para finales de 2021, confiando en que muy pronto existan recursos etiquetados y se garanticen sus derechos como ciudadanos mexicanos.

6

DE IDEOLOGÍA Y MALAS DECISIONES

«En México, la lucha contra la corrupción ha
ocasionado graves violaciones a derechos humanos, sobre todo, al derecho a la salud».

—Irene Tello Arista

La unificación que no se dio

Antes de tomar el poder, el Gobierno del presidente López
Obrador no contaba con un plan concreto para abordar la
salud de la población mexicana. Sus postulados de campaña
eran una colección de buenos deseos e ideas amplias más que
planes de acción concretos.[1] Si el entonces candidato y su
equipo tenían un diagnóstico sobre el abasto de medicamentos, nunca lo dijeron ni lo dejaron escrito en su propuesta.

Poco antes del periodo de transición federal surgió la
idea de crear un sistema de salud universal, conjuntando
todos los servicios de salud del país. Una empresa de esta
magnitud probó, en poco tiempo, ser más que imposible y
su ideóloga, la doctora Asa Cristina Laurell, la desechó casi
de inmediato.

Desde un inicio, algo que sí estaba planeado fue la desaparición del Seguro Popular. No es el objeto de este texto ofrecer un análisis del trasfondo de esta medida, por lo que solo expondré la razón principal: el Seguro Popular fue eliminado por motivos ideológicos, y su ausencia cobra relevancia cuando nos damos cuenta de que era una fuente importante de financiamiento para la salud de los pacientes que no están asegurados por alguna otra institución.

Como he dicho antes, durante el primer año de este gobierno se estudiaron y analizaron diferentes mecanismos en un intento de crear algo parecido a un sistema de salud universal. La unificación de los servicios había sido desechada y en algún momento se consideró la posibilidad de un superservicio basado en la infraestructura del IMSS; no obstante, esta institución ya contaba con más de 50 millones de derechohabientes; incrementar de un solo golpe su cobertura sería complicado, si no es que catastrófico.

La solución por el momento sería más sencilla: desaparecer el Seguro Popular y reemplazarlo por el Insabi, que vio la luz en enero de 2020. De este modo, el Gobierno pretendía llevar a cabo varios cambios simultáneos. Por un lado, borraría del mapa al Seguro Popular y administraría sus recursos; por el otro, y tras amagar presupuestalmente a varios gobiernos estatales, se haría cargo de los bienes y servicios proporcionados por sus sistemas de salud. Por lo menos en el papel, quedaría registro de un instituto de salud que en realidad es un administrador del dinero ya existente, con unidades médicas ya existentes y al que asisten pacientes que ya se trataban allí.

Aunque el Insabi no tuvo una relación directa con la desaparición del sistema de compras, terminó siendo quien administra y decide el destino final de los recursos para las adquisiciones. En la actualidad, todos los jefes de servicio y directores de las unidades médicas a las que he tenido acceso coinciden en que tanto el abasto como la toma de decisiones logísticas de sus hospitales provienen del Insabi. Si alguien decide tiempos, movimientos y cantidades de medicamentos para las farmacias del sistema de salud mexicano, es el Insabi. Si alguien ha tomado malas decisiones en el abasto, sin duda ha sido el Insabi.

En el medio de la salud, el Insabi se ha convertido en una caricatura. Al haber comenzado sin reglas de operación y de manera tan caótica, ha puesto en entredicho su utilidad en cualquiera de las situaciones que pretenda hacer o administrar, y el abasto de medicamentos no es la excepción. Como analizamos en el capítulo 4, el Insabi está detrás de la coordinación del fiasco de la UNOPS y se ha ganado el desprecio de funcionarios y médicos de diferentes instituciones.

En lo que pareciera ser el antecedente a una defenestración, en este momento se rumora que muchas de sus funciones como administrador de la infraestructura de los sistemas de salud estatales podrían pasar, paradójicamente, a manos del IMSS-Bienestar.

EL CONTROL SOBRE EL SISTEMA DE ABASTO

Para tomar el control del sistema de abasto se requería una buena razón; el presidente López Obrador la tenía y se resume en la misma con la que llevaría a cabo todos los cambios, decretos y modificaciones desde el inicio de su administración: la lucha contra la corrupción. Bajo la premisa de que el sistema de compras se había corrompido, la decisión de que fuese la Oficialía Mayor de la Secretaría de Hacienda quien tomara el mando quedaba justificada de forma automática. Lo curioso es que el diagnóstico final de corrupción ya estaba hecho antes de que la decisión se tomara, pero las investigaciones no iniciaron sino hasta que la OMSHCP se hizo cargo.

Pero ¿qué es corrupción y cómo se pretendía combatirla? La realidad es que nunca lo sabremos, aunque una de las pocas cosas que quedaron claras fue que esta no necesitaba probarse, ya que hasta ahora no se conoce ninguna investigación en curso de persona o empresa ligada a algún proceso judicial. Si había corrupción, o ya quedó en el olvido o ha sido ejecutada de forma magistral, al punto de que no ha podido detectarse.

Si no se ha demostrado rastro alguno de corrupción, ¿significa eso que todo era perfecto? Por supuesto que no, y quiero dejar claro que los temas que trataré en el resto de este capítulo y mis comentarios sobre los diferentes actores involucrados no pretenden, de ninguna manera, eximir o limpiar la imagen o el prestigio de ninguno de ellos. Al final, todos son capaces de argumentar y defenderse por sí mismos si lo requirieran. Mi objetivo es clarificar, desde mi punto de vista con casi 30 años de experiencia, los comentarios o acusaciones a cada uno de los eslabones de esta cadena. No hacerlo ayuda a que se perpetúe una imagen que no necesariamente los daña a ellos, sino al prestigio mismo del sistema del cual depende la salud de millones de pacientes y del que se requiere conservar o recuperar la confianza.

¿CUÁL ERA LA CORRUPCIÓN?

Dejemos algo muy claro: que un fabricante o un distribuidor no conceda descuentos o no oferte a los precios que busca un gobierno que se comporta como monopsonio no hace al sistema corrupto. Que existan medicamentos únicos, protegidos por patente y con precios elevados en el mercado internacional tampoco es sinónimo de corrupción. Que un distribuidor acuerde un margen de ganancia con un fabricante sobre los productos vendidos a cambio de sus servicios administrativos y de distribución no es corrupción. Todas son simplemente las condiciones del mercado.

Para hablar de verdad sobre corrupción en un sistema de salud, deberíamos estudiar el caso más emblemático de Latinoamérica: el sistema de salud de Brasil, bajo la administración de Luiz Inácio *Lula* da Silva. Ahí podemos observar conflictos de interés, tráfico de influencias, sobornos, manipulación de precios, etcétera. Desde adjudicaciones directas para la construcción de hospitales, hasta licitaciones hechas a modo, pasando por empleados de farmacéuticas brasileñas trabajando dentro del sistema de salud pública. En 2006, por ejemplo, una licitación multimillonaria para un tratamiento neurológico que había sido ganada por una farmacéutica estadounidense fue desconocida de manera inesperada por el Gobierno cuando, extemporáneamente, un fabricante nacional ofreció un precio inferior. Era evidente que este fabricante había conocido las condiciones de puja de su competidor a través de sus contactos dentro del sistema de salud.

Este caso es uno de los muchos que se vivieron en el sistema de salud de Brasil durante esa administración. Una corrupción de estos niveles genera intranquilidad y descontento en la industria. Durante esos años, varios laboratorios farmacéuticos decidieron no invertir más, ampliar sus operaciones o, de plano, retirarse del mercado brasileño. Una situación similar se vivió en Argentina durante la misma época.

En México, la corrupción en el sistema de abasto existía, sobre todo, de tres maneras:

1. **Asignaciones de compras directas sin un sistema de selección o de concurso.** Esta práctica era muy recurrente antes de la existencia de sistemas de compras formales, metodología centralizada de adquisiciones o el mismo CompraNet. La regulación del sistema fue haciendo que cada vez más partidas se adquirieran por medio de licitaciones sistematizadas y auditadas. Para

el año 2018, las asignaciones directas eran la excepción y no la norma. En 2021, en cambio, y bajo una administración que se dice transparente e incorruptible, las asignaciones directas han marcado la mayoría de las compras en el área de la salud.

2. **Colusión entre fabricantes para fijar precios mínimos.** A principios de este siglo, antes de que existiera la compra consolidada, los laboratorios farmacéuticos solían participar de manera directa en licitaciones con cada uno de los más de 30 sistemas de salud gubernamentales. En ese contexto llegó a existir un acuerdo denominado «pacto de caballeros», en el cual varios fabricantes se ponían de acuerdo para fijar el precio mínimo que ofrecerían en una licitación. Quienes realizaban esta práctica eran por lo general laboratorios fabricantes de genéricos, los cuales tienen un margen de utilidad muy limitado y cuyo negocio funciona a partir de la venta de grandes volúmenes. El pacto de caballeros garantizaba que ninguno de los fabricantes sufriera pérdidas; de hecho, lo que lograba era que un contrato se dividiera exactamente entre el número de participantes si al final todos habían ofrecido el mismo precio mínimo.

Esta práctica fue cayendo en desuso debido a la profesionalización y la implementación de políticas de conductas éticas y cumplimiento (*compliance*) por parte de las empresas transnacionales y, por otro lado, gracias a la automatización de los procesos licitatorios y la adopción de CompraNet. La colusión para fijar un precio es considerada una práctica monopólica y es perseguida por la Comisión Federal de Competencia Económica (Cofece), quien en su más reciente reporte denunció prácticas de colusión sancionadas con más de 900 millones de pesos.[2] Aun así, estas prácticas se llevaron a cabo y afectaron a farmacias y clientes del sector privado, no en los procesos licitatorios del Gobierno. En el periodo comprendido entre 2017 y 2021 la Cofece detectó y sancionó solo cuatro casos de colusión de precios que involucraban dispositivos médicos como guantes, sondas y condones.

3. **Licitaciones con bases hechas a modo.** Este es quizá el ejemplo más simple y común de corrupción en cualquier sistema de compras y que ocurre, por cierto, en todo el planeta. El fabricante logra que, de alguna manera, la licitación especifique una partida que cuenta casualmente con las características precisas de su producto. Así, la Secretaría de Salud de algún estado o una institución podía haber solicitado un medicamento específico para la hipertensión arterial, de 10 miligramos, en una caja con 28 tabletas triangulares. Cómo es que esta descripción tan precisa llega a la licitación es justo lo que debe considerarse corrupción. Siempre existirá una gran discusión entre el derecho del usuario final o el comprador para solicitar justo lo

que necesita contra la optimización de recursos. Esta poca claridad es lo que hace a las licitaciones tan difíciles de perseguir.

Cuando se participaba en la compra consolidada, la única forma de garantizar que un producto específico concursara por sí mismo era que este fuera el único que tuviera esa clave del compendio. Sería deshonesto de mi parte no mencionar que en algunos sistemas de salud estatales se llegaron a realizar compras de insumos que no estaban incluidos en la compra consolidada; sin embargo, más que licitaciones a modo, estas compras se llevaban a cabo por asignaciones directas a proveedores favoritos. Si analizamos estos casos dentro del funcionamiento del sistema de compra consolidada de los últimos años, nos daremos cuenta de que no existen denuncias formales, investigaciones o personas sujetas a proceso. Calificar un sistema como corrupto, cuando no se muestra a los corruptos ni se les persigue, no pasa de ser solo un calificativo.

Si bien el sistema de compras como existía hasta 2018 no era aséptico, estos tres años de desabasto han hecho que el proceso vuelva a llevarse a cabo mediante asignaciones directas, contratos privados, negociaciones desconocidas con proveedores oscuros y requerimientos a modo.

El «monopolio» de los distribuidores

Cuando la OMSHCP se dio cuenta de que los distribuidores eran parte esencial del proceso de adquisiciones, fue rápida en manifestar que no haría tratos con otras empresas que no fueran las poseedoras de los registros sanitarios correspondientes, descartando con ello la participación de terceros que tuvieran una representación legal (los distribuidores); así, la OMSHCP solo firmaría la mayor parte de los contratos con los fabricantes.

El 20 de marzo de 2019 el Gobierno vetó en un memorándum firmado por el presidente de la República a las tres principales distribuidoras de medicamentos que operaban en el sistema de compras del sector salud: Grupo Fármacos Especializados (Grufesa), Grupo Maypo y DIMESA, todo bajo el argumento de prácticas monopólicas. En el memorándum, a las tres empresas se les acusó de vender 34 280 millones de pesos al sector salud en 2018, lo cual representa 62.4% de esas compras. El documento afirma de manera textual: «Este hecho resulta a todas luces inmoral y violatorio del artículo 28 de la Constitución, que prohíbe la existencia de monopolios».

El sinsentido de esta carta merece ser analizado en cada uno de sus puntos. En principio, por definición, estas empresas no representan un monopolio; si acaso fuesen un oligopolio y, aun así, sería un juez experto en prácticas comerciales quien determinaría si tener 62.4% del mercado entre los tres grupos implica una práctica dominante. Ciertamente, la ambición por hacerse de recursos, traducidos en hipotéticos ahorros como resultado de eliminar al supuesto monopolio, hizo pasar por alto por qué eran estas tres empresas en especial las que acaparaban dos terceras partes del mercado. Si el trío había negociado estos porcentajes de ventas con el gobierno anterior era porque el resto de los distribuidores no tenían la capacidad logística requerida bajo las condiciones requeridas. Insisto, esto ocurre en todo el mundo.

No sorprende que tanto DIMESA como Maypo hayan solicitado amparos contra dicha medida, los cuales les fueron concedidos. Grufesa, por su parte, sufrió un daño considerable que le obligó a hacer un recorte brutal en sus operaciones, situación que costó miles de empleos directos e indirectos dejando cientos de familias desprotegidas. Resulta peculiar mencionar que, según la Cofece, en el periodo de 2017 a 2020, aplicó solo una sanción por «incumplimiento de compromisos para restaurar la competencia en el mercado farmacéutico en el año 2020» y no atañe directamente a ninguna de estas empresas.[3]

LA TENEBROSA MAFIA DE LAS FARMACÉUTICAS

Es bien conocido que, al igual que muchos otros negocios en México, la fabricación y proveeduría de insumos para la salud ha venido madurando a lo largo de décadas hasta regirse, en su mayoría, por estrictos cánones de conducta y auditoría interna. Esto no exime a algunos fabricantes nacionales o extranjeros de haber realizado prácticas desleales o coludirse para fijar precios en el pasado. Sin embargo, debo insistir en que en la historia reciente no existe alguna evidencia de que eso estuviera sucediendo.

En el reporte de la Cofece que mencioné antes, se registraron faltas que dieron lugar a sanciones por cientos de millones de pesos. Cuatro de estas sanciones se aplicaron a prácticas que afectaban al sector salud por colusión de precios; sin embargo, estas conductas monopólicas se observaron en fabricantes de guantes de vinil y látex, condones y cepillos de dientes. Ni una sola era por medicamentos. La tenebrosa «mafia de las farmacéuticas» nunca estuvo involucrada en la debacle.

Afectando a los más necesitados

El desabasto de medicamentos existe, es innegable. Desde hace algunos meses hay ya un reconocimiento del problema y en fechas recientes lo han confirmado tanto el secretario de Salud como el presidente de la República. El discurso oficial ya habla de promesas para resolver el desabasto y se han implementado medidas extraordinarias como autorizar compras directas, una costumbre que no deja de levantar cejas entre los analistas y expertos en buenas prácticas de comercialización y adquisiciones gubernamentales. Y es que hay que reconocerlo, el problema del desabasto se generó de manera súbita. De la noche a la mañana y por una desafortunada serie de malas decisiones, el flujo de medicamentos e insumos hacia las farmacias del sector salud se vio interrumpido.

No deja de llamar la atención que un gobierno cuyo eslogan es «Primero los pobres» haya cometido un error tan grande, justo en perjuicio de los más pobres. Si bien pudiera justificarse la ignorancia antes de iniciar el proceso, una vez que se tuvieran todas las piezas del rompecabezas sobre la mesa, no era difícil saber que serían los más necesitados quienes recibirán el golpe más fuerte. Así pues, cada vez son más los pacientes pobres que se ven obligados a migrar a la medicina privada y pagarla de su bolsillo por la imposibilidad del acceso a tratamientos dentro de los servicios de salud gubernamentales.

Desafortunadamente, prometer todos los tratamientos para todas las enfermedades de todos los pacientes generó expectativas que en este momento ya son imposibles de cumplir.

¿Cómo impacta este problema a los más pobres? El 8 de febrero de 2021 el colectivo Nosotrxs presentó su informe de la plataforma Cero Desabasto,[4] creada para capturar, analizar y cuantificar reportes sobre el incumplimiento de recetas en el sector salud. Los resultados no fueron alentadores. Desde el año 2019 Nosotrxs ha realizado un excelente trabajo de seguimiento basado en los reportes directos de los pacientes sobre las recetas no surtidas. De esta manera, han logrado darle visibilidad a un problema que, de otro modo, podría ser opaco.

El informe, un documento de 18 páginas, presenta el análisis del año 2020 de una manera clara y didáctica. Existen datos muy interesantes que muestran la magnitud del problema. Algunos de ellos los comparto a continuación:

- Los estados que van a la cabeza en el número de reportes de desabasto, con 55% de los casos registrados, son: Ciudad de México, Estado de México, Chihuahua, Jalisco, Nuevo León y Veracruz.
- En el último año, las recetas no surtidas en el IMSS aumentaron a 10 millones, llevando las quejas a 4 779, pese a que la atención médica disminuyó en más de 45% en esa institución debido a la pandemia de COVID-19. Es decir, incluso con menos consultas, se incrementó el número de recetas sin surtir.
- Esta información se cita también en un análisis realizado por la revista médica *The Lancet*, donde el porcentaje de recetas no surtidas por el IMSS paso de 2% en 2019 a 8% en 2020.[5] En ese mismo artículo, se menciona que la cantidad de vacunas contra la tuberculosis descendió 92% en 2020 comparado con el año anterior.
- Existe una mayor afectación hacia los pacientes con enfermedades crónicas como el cáncer, la diabetes y la hipertensión. Este punto es especialmente preocupante si tomamos en cuenta que los pacientes portadores de estas enfermedades son quienes más complicaciones y efectos deletéreos sufren si no mantienen sus tratamientos de forma regular.

- El reporte nos muestra cómo los tres conglomerados más grandes de servicios, IMSS, ISSSTE e Insabi, coinciden en una escasez de medicamentos para tratar a los pacientes oncológicos.

- Otro punto interesante afecta de forma directa a los pacientes con enfermedades neuropsiquiátricas, ya que en el último cuatrimestre de 2020 se incrementaron los reportes por falta de medicamentos para epilepsia, trastorno bipolar o trastorno por déficit de atención e hiperactividad (TDAH). Decenas de miles de familias en México tienen uno o más integrantes con necesidades de medicación para algún trastorno neurológico o psiquiátrico. Para muchos de ellos, este desabasto ha sido particularmente difícil de sobrellevar.

- Para finalizar, uno de los datos más contundentes es el de la percepción que existe entre los usuarios respecto a la corrupción como la causa más importante del desabasto. Es impresionante leer que cerca de 40% de las personas piensa que existen prácticas de corrupción ligadas a la falta de medicamentos.

Leer sobre estas carencias podría generar la impresión de que se habla sobre fármacos complicados, para uso hospitalario o de alta especialidad; no obstante, la escasez de insumos ha llegado hasta los elementos más básicos para proteger a los niños. En el otoño de 2019 hicieron falta varias vacunas del esquema básico de inmunizaciones, de las cuales la que más preocupaba era la vacuna triple viral (que protege contra el sarampión, la rubeola y las paperas). En una extraña coincidencia, en enero de 2020 Estados Unidos sufrió un brote de sarampión que empezó a diseminarse, con algunos casos registrados en territorio mexicano. Entre los meses de febrero y marzo de 2020 se presentaron en México 119 casos de sarampión.[6] Aunque la mayoría de los afectados eran adultos no inmunizados, la real preocupación era la carencia de vacunas que en ese momento impediría proteger a muchos niños. Este brote de sarampión desapareció por sí solo debido a la súbita cuarentena, producto de la pandemia que inició en marzo del mismo año. La pandemia terminó protegiendo a nuestros niños contra el sarampión.

Al día de hoy, y debido a la falta de transparencia, se desconoce cuál es el abasto exacto de vacunas. Sin embargo, en octubre de 2021 el IMSS reconoció desabasto en la vacuna contra la tuberculosis que se aplica a los recién nacidos, y todos los días en las redes sociales se leen quejas y descontento por la escasez de biológicos de la cartilla básica en los centros de salud.[7]

¿CUÁLES HAN SIDO LAS REPERCUSIONES HASTA EL MOMENTO?

Desde hace 32 meses, el desabasto se ha convertido en parte de la conversación diaria de familias, medios de comunicación y de los actores políticos y funcionarios públicos de México. La mayoría oficialista en los dos niveles del Congreso ha protegido con todo tanto a los involucrados como a las decisiones del Ejecutivo. De este modo, hasta el verano de 2021 se habían evitado comparecencias, revisiones o auditorías, y no fue sino hasta el mes de octubre de ese año cuando, ante el hartazgo de varios legisladores por la inacción de la Secretaría de Salud, el doctor Jorge Alcocer debió comparecer y reconocer abiertamente el problema del desabasto.

El doctor Éctor Jaime Ramírez Barba, cirujano y diputado por el PAN, se refirió en julio de 2021 al desabasto como «el Waterloo de la salud nórdica».[8] A partir de la reciente apertura de la nueva legislatura, se espera que exista mayor presión por parte de las comisiones de salud de ambas cámaras para analizar, auditar e intervenir de manera directa en la solución del problema. No es una tarea fácil. Ninguno de los involucrados en el desabasto de medicamentos aceptará alguna responsabilidad y, lo más importante, a la fecha no se ha planteado la posibilidad de dar marcha atrás, ya que esto sería reconocer que se han equivocado.

No quiero terminar este capítulo sin mencionar la extraña ausencia de posicionamiento por parte de los cuerpos médicos colegiados. Es en verdad triste y decepcionante observar que hasta ahora ni la Academia Nacional de Medicina de México ni la Academia Mexicana de Cirugía se hayan pronunciado de forma enérgica hacia una solución para este problema, ni que hubieran presionado al Consejo de Salubridad General del cual forman parte.

Sí existen, por otra parte, algunos posicionamientos, cartas y mensajes de presión por parte de los colegios médicos de diferentes especialidades, quienes ya reconocen que la situación ha llegado a un punto crítico. Durante todos estos meses he tenido la oportunidad de hablar personalmente con decenas de médicos, jefes de servicio, directores de unidades médicas e incluso altos funcionarios del sector salud. Todos coinciden en algo; por un lado, tienen miedo de hablar en público y no quieren meterse en problemas; por el otro, reconocen lo insostenible de la situación y el grave riesgo que la falta de medicamentos e insumos implica para su desempeño profesional y la seguridad de sus pacientes.

Todo parece indicar que el tiempo se está acabando. Regresar de forma periódica con pequeñas soluciones, compras parciales, parches y remiendos no solucionará el problema de base. Se necesita con urgencia la definición de un verdadero mecanismo de abasto diseñado con base en las necesidades reales del sistema de salud y con la intervención de verdaderos expertos. Lamentablemente, parece que la enorme carga ideológica de la administración actual será el mayor obstáculo para que esto suceda.

7

LAS OTRAS VÍCTIMAS

UNA MUERTE EN LA FRONTERA

Las puertas se abrieron de golpe. Tres paramédicos entraron corriendo con el paciente en una camilla. La ambulancia llegó más rápido de lo que se suponía y tomó desprevenido al equipo asignado para el cubículo de choque de la sala de urgencias. Se trata de un fin de semana habitual en el hospital de Tijuana. Para el doctor Lara y su equipo ya no hay sorpresas. Prácticamente lo han visto todo. Hace 20 años llegaban heridos por accidentes de tránsito, algunos atropellados, y, cuando era festivo «del otro lado», una cantidad peculiar de gringos borrachos.

Con el tiempo, la casuística cambió. En la época más violenta de Tijuana, Lara y «su tropa», como se les conoce en el hospital, aprendieron a atender la patología de la violencia. Heridas de bala de calibres cada vez más grandes, con lesiones devastadoras y, en un par de ocasiones, la inesperada visita de sicarios que acudían a rematar a alguien dentro del mismo hospital. Atender a un paciente con sobredosis es costumbre desde hace más de seis años y el que trajeron los paramédicos en esa ocasión presentaba, además, un par de heridas en el abdomen, al parecer ocasionadas por un pica-hielos. En otras circunstancias, el paciente, adolorido, pero relativamente estable, habría sido diagnosticado con calma y, de ser necesario, enviado a cirugía para reparar alguna lesión interna en los intestinos o el hígado, producto de los piquetes.

La sobredosis lo hizo todo más difícil. El paciente llegó seminconsciente. Sus signos vitales eran críticos, con la respiración lenta y la presión arterial muy baja. Pero los paramédicos fueron muy enfáticos en un antecedente, el hombre de 35 años se involucró en un pleito al estar bajo el influjo de sustancias. El doctor Lara aprendió a manejar este tipo de pacientes acercándose a dos de sus amigos, uno en un hospital de San Diego y el otro en el área metropolitana de Los Ángeles, ambos en California. Los casos que se tratan en la sala de urgencias de Tijuana ya no son diferentes de los que se ven en esas ciudades.

En condiciones distintas, habría sido otro día normal en la oficina. Sin embargo, aquel sábado todo se complicó. Ante la sospecha de una sobredosis, el doctor Lara indicó que se le aplicara naloxona al paciente; si al administrar el medicamento recobraba la conciencia, tendría un problema menos y podría dedicarse a las lesiones del abdomen. Lo que siguió a continuación fue inesperado: las ampolletas de 0.4 miligramos de naloxona que se supone estaban disponibles fueron utilizadas en dos pacientes anteriores. No debía haber problema. Uno de los enfermeros salió corriendo hacia el almacén para buscar otra dotación de ampolletas.

Los minutos pasaron y el paciente no respondió. Mientras lo revisaban, su estado se deterioraba cada vez más. La resistencia que ponía al tocarle el abdomen hacía pensar al equipo del doctor Lara que las lesiones eran serias. Para asegurarse de que no hubiera sangrado interno necesitaban hacerle un ultrasonido. Lamentablemente, el aparato de la sala de urgencias llevaba una semana sin funcionar. Lo reportaron, pero no había otro que sirviera de reemplazo mientras lo llevaban a reparar.

A falta de ultrasonido, solo quedaban dos opciones: realizarle una radiografía del abdomen o una maniobra que el doctor Lara aprendió durante su entrenamiento en los años noventa, y que consistía en introducir una jeringa en varios puntos del área abdominal para ver si recolectaba sangre. De ser así, lo pasarían a quirófano. Pasados los 15 minutos, el enfermero que corrió hacia el almacén llamó por teléfono con una muy mala noticia: no había naloxona. De hecho, recién se enteró de que tampoco la había en los quirófanos, y que dos anestesiólogos se habían quejado de ello durante la semana. «¿Cómo es que llegamos a esto?», se preguntó Lara; en ese momento, ignoraba que ese sería apenas el inicio de un largo periodo de carencias.

Además de medicamentos, en poco tiempo faltarían elementos básicos necesarios en su trabajo como los guantes de látex. Al creciente número de productos faltantes se sumó la gran demanda y presión proveniente de la pandemia. En abril de 2021 Lara y su equipo se vieron en medio de la reconversión hospitalaria y recibieron un número importante de pacientes con COVID-19. Entonces el desabasto tomó otras dimensiones.

Escasearon fármacos como el midazolam y la dexametasona, necesarios para el tratamiento hospitalario de los pacientes con COVID-19. Un paciente que requería ser intubado era sometido a un doble suplicio. Por un lado, la incapacidad de respirar, producto de la infección y, por el otro, el tener que depender de un tubo para respirar y permanecer conectado a un aparato que le ayudara, pero sin tener los efectos sedantes necesarios para ello.

Hasta hace unos años, el doctor Lara sentía que su unidad de emergencias podía llegar a parecerse a la de sus amigos en California. El desabasto continuo y creciente que se presentó desde la segunda mitad de 2019 le puso los pies en la tierra. De ahora en adelante, tendrían que ser selectivos con el tipo de pacientes y el tipo de tratamientos. El paciente que llevó la ambulancia aquella tarde de sábado no pudo salvarse. Su presión arterial siguió cayendo y de súbito dejó de respirar. Intentaron reanimarlo por más de 15 minutos, pero al final se le declaró muerto en la sala de emergencias. Esa persona, en otros tiempos, probablemente estaría viva.

El desabasto golpeó con la misma severidad a los enfermos como a quienes se encuentran a cargo de cuidarlos. Cada día que los profesionales de la salud no cuentan con los recursos necesarios para realizar su trabajo de manera adecuada, no solo ponen en peligro la salud y la vida de los pacientes, sino que ellos mismos se arriesgan al no ejercer sus profesiones de manera idónea. Los médicos, personal de enfermería, laboratoristas, auxiliares y hasta camilleros se han visto en circunstancias particularmente difíciles para trabajar, por ejemplo, cuando no cuentan con el material adecuado para realizar cirugías, cuando faltan medicamentos para tratar pacientes en estado de gravedad como el de Santiago, que vimos en el capítulo 1, o lo más común, cuando tienen enfrentamientos con sus superiores de cualquier jerarquía porque les solicitan que sigan trabajando, aun con faltantes, pero sin protestas ni quejas.

La presión que sufre el personal de salud es un tema que se debe visibilizar. En un ambiente de trabajo difícil y enrarecido por la pandemia, la salud mental de los médicos y personal de enfermería ha mermado. Existen casos documentados de depresión y trastorno por ansiedad, y los suicidios ya son un tema de preocupación entre los grupos médicos. Tengo la fortuna de conocer a personal de diversas instituciones de salud y en los diferentes niveles: altos funcionarios y directivos, jefes de servicio, médicos adscritos, personal de enfermería, laboratoristas y personal paramédico. Conozco sus historias, sentimientos y frustraciones, así como el origen de muchos problemas, que es lo que comparto en este capítulo.

La ceguera

El diagnóstico era devastador. Aun cuando el paciente no lo entendía, le pareció que todo estaba perdido. Glaucoma neovascular, la fase terminal de la retinopatía diabética. En este caso particular, la enfermedad pudo haberse evitado o, por lo menos, retrasado; lamentablemente, todo se confabuló en contra de este hombre. La pandemia le impidió dar continuidad a sus citas con el oftalmólogo; a principios de 2020 el paciente perdió la cobertura que tenía con el Seguro Popular y el Insabi no le garantizó un tratamiento. Es por eso que ahora acude a una Institución de Asistencia Privada (IAP), aunque el verdadero abandono del tratamiento fue en 2019, cuando dejó de recibir sus medicamentos para tratar la diabetes tipo dos.

La doctora Martínez Castellanos es una de las expertas en retina más reconocidas en México. Aunque la mayor parte de su trabajo corresponde a su especialidad, la retina de los pacientes recién nacidos y prematuros, desde el año 2005 suele dedicar gran parte de su tiempo para atender *pro bono* en una IAP a niños y adultos por igual. A pesar de la experiencia que tiene, los casos difíciles continúan sacudiéndola. A la doctora le llama mucho la atención que de enero a mayo de 2021 hayan incrementado las enucleaciones, es decir, pacientes a los que se les ha tenido que retirar un ojo porque ya no les funciona más. Esto es algo que hace muchos años no veía. Ahora se ha encontrado en la necesidad de retirar, por lo menos, dos ojos y realizar un antiguo procedimiento llamado crioterapia, que disminuye el intenso dolor y trata de postergar la pérdida del ojo. «Este tipo de terapia no lo hacía desde la residencia», asegura la doctora Martínez, «lo que estamos viendo es medicina de guerra».

El incremento en el número de pacientes con complicaciones coincide con el que sus colegas observaron en sus consultas. Aunque ella solo ve un 30% de pacientes adultos, insiste mucho en la gravedad y el nivel de complicaciones con los que estos llegaron. Piensa que el problema obedece a la fatídica combinación de tres factores; los más de 18 meses de pandemia que han sido devastadores para los pacientes con enfermedades crónicas como la retinopatía por diabetes y el glaucoma. Ambas enfermedades requieren un seguimiento puntual y tratamientos que no pueden interrumpirse. El segundo factor, afirma, ha sido la pérdida del Seguro Popular, que ha dejado a muchos de sus pacientes sin cobertura de salud. El tercer factor, el desabasto tanto de medicamentos como de insumos y material quirúrgico.

La doctora Martínez ejerce la medicina privada y durante el tiempo que le dedica al trabajo asistencial en la IAP puede ver el número de pacientes que carecen de un servicio de salud institucional y por ello acuden a la caridad. Es en esta práctica en donde detectó, desde 2019, un incremento en el número de pacientes que no habían podido ser intervenidos de manera quirúrgica en sus unidades médicas por falta de medicamentos o material especializado.

Existen pacientes como Adriana, cuya historia compartí en el capítulo 3, que compran su propia insulina, y en el caso de los pacientes con diabetes tipo dos, metformina y sus fármacos para el control de la hipertensión y del colesterol elevado. Pacientes que tienen enfermedades que les degeneran la retina, situación que los lleva poco a poco hacia la ceguera, además de pacientes que sufren daño en los riñones, todo producto de una mala atención y seguimiento. El material quirúrgico en oftalmología es muy delicado y de alto costo; cuando una institución no tiene la capacidad de ofrecerlo a un paciente, este antes podía adquirirlo al realizar una erogación de dinero que en muchos casos no tenía. Con el desabasto actual, estos pacientes solicitan servicio en la IAP. El problema es que, además de llegar con varias semanas o meses de no dar continuidad al tratamiento, para cuando están en manos de la doctora Martínez Castellanos, los pacientes ya presentan graves complicaciones que en muchas ocasiones hacen insalvable la función o el órgano mismo.

La doctora Martínez piensa que la mayor tragedia se encuentra en sus pacientes más recurrentes, los bebés. Y es que desde que se inició esta administración, un procedimiento rutinario llamado tamiz visual neonatal fue desfondado y prácticamente desechado. Este protocolo se aprobó y se volvió obligatorio por decreto en el año 2016, durante la administración anterior; de hecho, está asentado en la cartilla de salud justo detrás de las vacunas. El bebé en cuestión debe revisarse a los 28 días de nacido ya que 70% de las enfermedades que causan ceguera son prevenibles o tratables si se detectan a tiempo.

Para la doctora no existe duda. Desde que se eliminó el tamiz visual en este gobierno, hay más niños con enfermedades que pueden derivar en ceguera. Para una profesional que ha dedicado su vida a proveer de los tratamientos más avanzados para garantizar la salud visual de miles de niños, México se encuentra en un retraso de más de 30 años.

LAS OTRAS VÍCTIMAS, EL PERSONAL DE SALUD

Como es de entenderse, comentar sobre el origen del problema y sus repercusiones no es nada fácil para el personal médico. Casi todos aquellos que han hablado conmigo solicitan el anonimato. El personal de salud no solo se encuentra frustrado, sino también muy asustado.

Por órdenes superiores, el desabasto no existe, no debe documentarse. Así que es imposible obtener información oficial de las instituciones, que además prohíben al personal hablar sobre el tema. Esta autocensura se produce por el miedo natural a perder su empleo, pero los casos son tantos que de alguna manera u otra se conocen. En octubre de 2019 un amigo mío, anestesiólogo del ISSSTE, me comentó preocupado que el propofol, un medicamento utilizado para los procesos anestésicos y habitual en cirugías cortas, estaba escaso desde hacía algunas semanas. El propofol, junto con otros medicamentos hipnóticos y relajantes musculares, fue objeto de una gran demanda debido a que se utilizaban para llevar a cabo las intubaciones de los pacientes más graves ingresados a los hospitales por COVID-19.

A falta de propofol, los médicos se vieron en la necesidad de recurrir a otros medicamentos menos eficaces o confiables para un proceso anestésico común. Peor aún, este fármaco resultaba imprescindible para intubar de manera segura a decenas de pacientes que llegaban todos los días con un cuadro complicado de COVID-19. Si no se utiliza, el paciente experimenta el horror de sentir cómo le colocan un tubo en la garganta. En Estados Unidos, un paciente que se viera sujeto a una intubación en estas condiciones seguramente demandaría a los médicos y al hospital.

A finales de 2019 la escasez de insumos en el Instituto Nacional de Neurología y Neurocirugía (INNN), dependiente de la Secretaría de Salud, impactó en áreas tan importantes como los quirófanos y la unidad de cuidados intensivos. Las carencias generaron denuncias por parte de los empleados de esa institución, lo cual provocó la visita de autoridades que quedó documentada en un video que cobró relevancia en febrero del año 2020. La denuncia y el video fueron tan mediáticos que el entonces director del INNN fue separado de su cargo. Ocho semanas después, las carencias no fueron resueltas; sin embargo, el hospital recibió pacientes infectados con SARS CoV-2 en estado crítico ante los horrorizados ojos del personal, quienes padecían, además de la falta de medicamentos y herramientas para realizar sus labores, la carencia de equipo de protección personal del nivel requerido para tratar a estos pacientes.

Por triste que parezca, los profesionales de la salud son perseguidos y pueden perder su trabajo por no ser cómplices o no querer ocultar el desabasto. En un ejemplo más reciente, en julio de 2021, personal del Instituto Nacional de Perinatología (INPer) dio a conocer imágenes sobre carencias de diferentes tipos de material en el Instituto más importante dedicado a la salud materno-infantil en México. Para resolver el problema, el INPer comunicó que llevaría a cabo adjudicaciones directas para surtir los faltantes.[1] Esas compras mediante adjudicación directa son la antítesis exacta de lo que buscaba el gobierno actual al reinventar el sistema de compras. Las cosas se hacen contrario a como se planearon.

En agosto de ese mismo año los medios de comunicación dieron a conocer dos casos que comenté antes y que indignaron a la opinión pública. El primero, un directivo de un hospital de Veracruz fue grabado negándoles una receta a los padres de un paciente pediátrico oncológico, ya que además del desabasto, la nueva normatividad le prohíbe que solicite a los pacientes que adquieran medicamentos o insumos por fuera de la unidad médica. En el segundo caso, los familiares de un paciente compraron a una vendedora, al parecer apócrifa, material de osteosíntesis para operar a un joven fracturado en espera de cirugía en el hospital de Balbuena. El hospital no contaba con los insumos, pero prohibía que los pacientes los adquirieran con un vendedor externo; su única opción incluso era ilegal.

A inicios de septiembre se dio a conocer un memorándum del hospital general de Ensenada, firmado por su director general, en el que quedaron suspendidas todas las cirugías electivas debido a la falta de material en el hospital, quedando solo disponibles las cirugías de urgencia. Ese mismo día los trabajadores de la Clínica Hospital de Chilpancingo del ISSSTE circularon un comunicado en el que notificaban que trabajaban bajo protesta, debido a la falta de material para llevar a cabo estudios de laboratorio, así como rayos x, ultrasonido, etcétera.[2] La queja de los trabajadores del hospital de Chilpancingo se suma al incidente que el mes anterior había ocurrido en el Hospital General Adolfo López Mateos de esa misma institución, en donde se veían imposibilitados para llevar a cabo estudios de laboratorio y gabinete por las mismas razones.

El ISSSTE no es la única institución en la cual el personal ha trabajado bajo protesta. A inicios de 2021 médicos, personal de enfermería y auxiliares del Hospital Infantil de México protestaban por la falta de insumos. Desafortunadamente, las carencias han dejado de ser la excepción para convertirse en la norma. Desde los pequeños centros de salud, pasando por las clínicas de medicina familiar y los hospitales generales, hasta los Institutos Nacionales de Salud. Nadie se ha salvado de los efectos del desabasto.

Son los profesionales de la salud, sobre todo los médicos responsables de los pacientes, quienes dan la cara. Además de las repercusiones negativas en la salud de los enfermos, los médicos se juegan su reputación ya que, si algo sale mal, pueden ser sujetos a demandas por mala praxis o negligencia; en cambio, nadie dará la cara por ellos. La parte más indignante de la situación del personal y los servicios de salud ha sido la actitud indiferente de las altas autoridades, que en muchos casos ha reflejado complicidad hacia la política de salud del Gobierno federal. En el colmo de la displicencia, el presidente de la República ha acusado en más de una ocasión a los profesionales de la salud de estar coludidos o aliados en una suerte de complot con el que buscan mantener una supuesta corrupción y sus prebendas anteriores.

El silencio o tu carrera

A las siete de la mañana terminó una guardia más para Margarita. Las últimas 12 horas trabajó en el hospital materno infantil al que le ha dedicado los últimos 13 años de su vida. Salir temprano del hospital en una fría mañana nunca le ha dado problema. De hecho, cada vez que cubre los turnos nocturnos, tiene la oportunidad de recordar sus años de estudiante en los que recorría bellas estampas cotidianas de la ciudad, como el olor de los vendedores de tamales, atole y café que se ponen a la salida del nosocomio. Más adelante, cerca de donde tomará la combi que la lleva a su casa en el centro de Toluca, hay un puesto de jugos y tortas donde en ocasiones compra un desayuno que come al llegar a su casa; luego, un baño y cae exhausta en su cama. Ser enfermera especializada en neonatología le tomó más de seis años de entrenamiento y otros más de crecimiento en el escalafón del sistema de salud del Estado de México. Empero, atender a los bebés siempre la ha llenado de satisfacciones y por ello la guardia nocturna nunca le pareció pesada, es más, es su favorita.

Margarita siempre ha estado orgullosa de su institución, de los logros de su equipo de trabajo y de la calidad de los servicios que prestan a las madres y a los recién nacidos. Para ella, saber cómo atender a los prematuros y compartir esos conocimientos con grupos de chicas y chicos estudiantes de enfermería le ha parecido un privilegio. No obstante, hace ya más de un año que las cosas empezaron a cambiar, ella notó de inmediato faltantes de material y de medicinas que eran necesarias en el hospital. Se percató de esto cuando no pudo utilizar fármacos especializados, algunos antibióticos que los prematuros necesitan o medicamentos especiales para mantener fuertes los latidos del corazón de los bebés. Habló con el jefe de servicio, quien, preocupado, siempre buscó la manera de pelear por tener esos medicamentos a la mano. En algunos casos tuvieron que pedir a los padres de los pequeños que fueran a las farmacias a buscar lo que hacía falta, a pesar de tenerlo prohibido.

El problema subió de tono cuando comenzaron a escasear insumos tan básicos como sondas para alimentación o venoclisis pediátricas para colocar sueros intravenosos a los bebés. Siguieron las fórmulas especializadas para alimentación de prematuros y componentes tecnológicos para que las incubadoras o las lámparas especiales de rayos ultravioleta funcionaran. Margarita de inmediato se dio cuenta de que no es lo mismo trabajar en un ambiente en donde los insumos prácticamente se encuentran a la mano, a uno en el que se debe rogar al personal del almacén para que haga milagros o quejarse una y otra vez con la jefa de enfermeras o el jefe de servicio por la falta de material.

En estos entornos el estrés es un factor que rebasa sobremanera el trabajo entre colegas, y es que la responsabilidad se cuadriplica no solo por traer niños al mundo, sino porque en ocasiones también hay que salvarles la vida. Por su parte, Margarita estableció lazos de amistad fuertes tanto con sus compañeros como con sus supervisores directos, la jefa Martha y el doctor Robledo. Aun así y a pesar de la solidez de su carácter, al trabajar con un desabasto de insumos, las emociones se desbordan y las relaciones afectivas se resquebrajan y se afectan de manera personal.

En un ambiente de carencias, aunque todos quieran hacer bien su trabajo, la falta de material hace que haya desacuerdos, salgan a la luz errores y las relaciones comienzan a tensarse.

«Ya no soy feliz con lo que hago», pensó Margarita por primera vez en sus 10 años de carrera, sentada en el nuevo comedor que compró con puntos de Betterware, su negocio paralelo con el que se lleva un dinero extra. Y no se trata de que haya extraviado su vocación, tampoco es que haya perdido el encanto por levantar a una pequeñita de un kilo 200 gramos con su mano izquierda, mientras le fija con cuidado la sonda de alimentación después de haber escuchado el sonido de sus pulmones mientras llora. No es que ella no haya derramado lágrimas al observar con gusto cómo dan de alta a alguno de los bebés y verlo por fin en los brazos de su madre o, por el contrario, llorar después de varias semanas de agonía de un pequeñito con una malformación cardiaca que no pudo salvarse. No puede evitarlo, es su vida. Sin embargo, la presión y el estrés de no tener con qué trabajar hacen imposible el desempeño de su profesión sin que esto genere un problema.

Hace dos semanas tomó una decisión. Bastante molesta porque faltaban fármacos para poder resucitar a un pequeño, se saltó a sus dos jefes y amigos, encaró el problema de manera personal y habló con el director del hospital. Ese fue su gran error. El director apenas la recibió y sin más la envió con la directora administrativa, quien molesta le dijo que dejara de quejarse por los faltantes de medicamentos y equipo. Le hizo ver que con sus quejas ponía en entredicho la autoridad y la capacidad de la jefa de enfermeras y del jefe de servicio. Por algún motivo y sin avisarle, se presentó en la misma reunión el licenciado Espino, el representante del sindicato en el hospital.

Lo que fue una honesta y noble intención de dar a conocer un problema que ponía en riesgo la vida de los bebés, acabó en algo que semejaba una amenaza y que terminó siendo un chantaje. Si no guardaba silencio, no solo se levantaría un acta administrativa, sino que se involucraría en ella a la jefa Martha y al doctor Robledo, sus jefes y grandes amigos. Margarita recordó entonces algo que había escuchado de un enfermero de otro servicio: estaban faltando medicamentos y material en el hospital... pero estaba prohibido hablar de ello.

Al salir de la regadera, Margarita intentó reconocer a la mujer que la miraba en el espejo. Sentía que la impotencia la convertiría en otra persona, en una enfermera incapaz de curar. Lloró. Siempre quiso atender bebés. Hoy, estos bebés se encuentran en peligro y su carrera también.

8

DAÑOS COLATERALES

Un instante de paz

Ana Luisa soñaba con ser monja, él aspiraba a ser sacerdote. Los dos se conocieron dentro de un retiro de catequistas y, de súbito, su vida cambió. Ambos renunciaron a sus deseos juveniles de consagrar su vida a la religión y optaron por formar una familia. Durante muchos años, él se dedicó a su trabajo en el Departamento de Mantenimiento General en el Ejército y ella a las labores del hogar. Tuvieron dos hijas y, pasado el tiempo, se mudaron al Estado de México. Años después, él renunció al Ejército para dedicarse a vender antojitos tradicionales y a las composturas generales de casa como la plomería y la electricidad. En la actualidad, y a pesar de todo, llevan 31 años de casados.

La historia de Ana Luisa no solo está teñida de instantes bellos y memorables, también ha sido dura. Esta es la segunda ocasión en que le diagnostican cáncer de mama. Hace ocho años tuvo su primer tratamiento oncológico en la ciudad de Toluca y apenas en 2020 presentó síntomas de nuevo.

Para recibir quimioterapia, debe viajar de madrugada desde el Estado hasta Ciudad de México. Debido al proceso tan agresivo que el tratamiento representa para su cuerpo, en ocasiones prefiere rentar un pequeño departamento para guardar reposo mientras pasan los efectos secundarios. Aunque se trata de algo que ya ha vivido antes, no significa que la batalla sea menos cruenta ni que sus temores sean menores. El reto de sobrellevar el cáncer siempre será como enfrentarse a un abismo.

El desabasto la tomó por asalto. En esa ocasión, apartó un cuarto pequeño durante un mes, empacó ropa suficiente para ese tiempo, juntó el dinero para su despensa y entregó el respectivo depósito para la renta. Al llegar a la clínica para recibir su quimioterapia, le anunciaron en la farmacia que lamentablemente no tenían en existencia el tratamiento que requería. Decepcionada y frustrada, explicó que «había realizado toda una faramalla familiar» para contar con el dinero y pagar sus viáticos; aun así, le reiteraron que ellos no podían hacer nada. No hubo opción; luego de tragarse el coraje, habló con la casera, quien por fortuna y empatía le regresó el dinero del anticipo. Sin embargo, esto no la libró de la impotencia por no poder recibir su tratamiento y, con ello, poner en riesgo su salud.

Ana Luisa se siente cansada, ha descuidado a su familia, en especial a sus hijas, y, sobre todo, la relación con su marido se ha fracturado debido a la crisis. Ella extraña la sazón de la comida de su esposo y los buenos momentos en casa, como cuando cenaban para después dormir abrazados. Su esposo, enfermo de diabetes, también padece el desabasto; cuidar ambas enfermedades ha generado un vertiginoso caos al que no le ven una pronta solución.

Los ojos de Ana Luisa se llenan de lágrimas cuando recuerda su época de novios y cómo sus hermanos despreciaban la presencia de su marido; ella respondía a los desplantes: «Lo que yo quiero es una pareja, no un modelo de revista», «quiero alguien que me ame y me acompañe hasta el final». En la actualidad sus hermanos la siguen apoyando económicamente para su tratamiento, aunque continúan desaprobando su matrimonio; por lo anterior, sus problemas ya no son solo médicos: han derivado también en una enorme crisis familiar.

La fundación Cima es una organización no gubernamental sin fines de lucro que contribuye a la atención especializada de los problemas que rodean al cáncer de mama. Gracias a ellos, Ana Luisa recibe terapia psicológica y acompañamiento para confrontar sus crisis personales. En ese lugar le enseñaron que, por el momento, era mejor guardar distancia, y que durante su tratamiento era vital no estresarse. Al enterarse de que los conflictos familiares hacían decaer su estado anímico y tal vez también su sistema inmunológico, circunstancias que la pondrían en mayor riesgo, decidió colocar un dique en su vida del cual sostenerse. Esto no es algo que la haga feliz. Cuando pueda terminar su quimioterapia, si el desabasto lo permite, definirá qué hará con sus relaciones familiares.

En su primera batalla contra el cáncer de mama se le practicó una mastectomía y al parecer volverá a suceder. Ana

Luisa perderá ambos senos. Su médico le habló alguna vez de la posibilidad de una reconstrucción estética; sin embargo, la realidad actual no le permite pensar en esa operación. Si su tratamiento es aún intermitente y se sostiene económicamente gracias a sus hermanos, que tienen una pequeña tienda de abarrotes, realizar la reconstrucción de sus senos es prácticamente imposible. Si acaso, afirma, puede aspirar a imaginar una flor tatuada en su pecho para aminorar sus pesares, pero por ahora debe lidiar con los efectos de la quimioterapia como mal humor, irritabilidad, dolor de cabeza y estreñimiento.

Gracias a Cima, ha recibido tamoxifeno. La fundación le donó cuatro cajas, que apenas le durarán un mes. En sentido estricto, no es responsabilidad de la fundación proporcionar este medicamento, por lo cual no queda más remedio que agradecer esta mano amiga. Como parte de sus asesorías en Cima, le recomendaron que buscara un amparo, con lo cual podría asegurarse de recibir su tratamiento; no obstante, debido al cúmulo de enredos en su vida, no le ha sido posible prestar mucha atención al asunto. Hoy no tiene cabeza para meterse en un lío legal.

Una vez más, queda claro que los abusos y los engaños son efecto colateral del desabasto, y Ana Luisa no se salvaría de ello. En una ocasión le pidieron una aguja especial para realizarle una biopsia para su mastografía. Como no se encontraba disponible en la farmacia del hospital, tuvo que comprarla con su propio dinero. Salió del hospital a probar suerte en alguna farmacia privada cercana al lugar. El tiempo apremiaba y dio varias vueltas a la cuadra. Cuando preguntó en el último negocio, se percató de que unas personas sentadas frente al establecimiento la miraban; le preguntaron qué necesitaba y Ana Luisa les mostró la aguja que requería. Ellos le pidieron dos mil pesos para conseguirla en ese mismo momento; su necesidad era tal que confió en los desconocidos. Al cabo de unos minutos, regresaron con una jeringa, asegurando que era la misma que les había indicado.

Ana Luisa regresó al hospital para no perder la biopsia; cuando mostró lo que había conseguido, le dijeron que esa aguja no era la correcta. Preocupada e inundada por la culpa, les rogó a los médicos que encontraran la manera de usarla; estos argumentaron que, de hacerlo, lo más probable era que resultara lastimada. Ana Luisa lo pensó unos segundos y entendió la situación, no tenía caso ponerse en riesgo. Atribulada, probó suerte una vez más: salió del hospital y acudió al mismo lugar en el que había comprado la jeringa. Encontró a los vendedores y les relató lo que había sucedido. Al principio afirmaban que esa aguja sí funcionaba, pero luego de notar que Ana Luisa temblaba de desesperación, comenzaron a susurrar entre ellos. Ana Luisa pensó lo peor. Uno de ellos se le acercó y le pidió que esperara mientras buscaban la aguja en un lugar más lejano, tras lo cual ambos hombres se fueron en una motocicleta. Regresaron después de más de 20 minutos de angustia. Ana volvió aprisa al hospital, esta vez con el insumo correcto.

Es irónico que esta mujer haya puesto su vida en riesgo para salvarla, aunque no tenía por qué hacerlo. Todo esto se habría evitado si tan solo se cumpliera el compromiso con la salud. ¿Por qué una persona de la tercera edad, con cáncer de mama, debe atravesar por condiciones tan adversas para sobrevivir dignamente?

Su salud es aún inestable, al igual que su vida familiar y amorosa. Desearía que la enfermedad no fuera parte de su vida, que por lo menos uno de sus problemas estuviera resuelto: el contar con la certeza de su tratamiento para ya no molestar ni a sus hermanos ni a sus demás familiares.

Vivir en paz por lo menos durante un instante.

PORQUE LA VIDA SE DISFRUTA BAILANDO

A Quianna le gusta hacer videos en TikTok. Además de divertirse, esa es quizá una manera de fugarse de una realidad que la obliga a permanecer encerrada por ser una niña vulnerable durante la pandemia de COVID-19. Baila frente al celular con las canciones de moda, desde Danna Paola hasta Dua Lipa; ella mueve su cuerpo y se siente libre, pero, sobre todo, el baile la ayuda a olvidar todos sus malestares: le muestra al mundo de las redes sociales que a pesar de la enfermedad se puede ser feliz. Rocío, su mamá, llegó a pensar que ese lado extrovertido había desaparecido por completo una vez que la pequeña comenzó su tratamiento de quimioterapia. El cuerpo de Quianna cambió, y su carácter también se vio afectado; por un tiempo se volvió introvertida y le daba pena hablar en público. Es por ello que cuando

Rocío ve a su hija bailar y sonreír, lo siente como uno de los regalos más grandes de su vida.

Quianna fue diagnosticada a los 3 años y 8 meses. Las señales fueron silenciosas. La primera ocurrió al ver que su energía de pronto decaía, se cansaba rápido durante las caminatas por los verdes senderos oaxaqueños. En varias ocasiones pidió a su mamá que la llevara en brazos porque se sentía agotada, algo extraño en una niña tan animada. Después se percataron de que tenía fiebre, pero solo durante la noche. Al poco tiempo, Rocío notó que la cara de su hija se ponía muy pálida; sus ojos estaban raros, como si estuvieran hundidos, e incluso tenía ojeras. Esos fueron los síntomas que la orillaron a buscar un doctor.

Acudió con un pediatra particular, le hicieron una biometría y análisis sanguíneos. Los estudios arrojaron anemia, de ahí su tono tan pálido. De inmediato se trasladaron hasta Tuxtepec, a cuatro horas de la comunidad oaxaqueña de San Andrés donde vive la familia, para ser atendidos en el Hospital General. El pediatra le indicó que debían estabilizarla y transfundirle sangre de inmediato porque, a decir del médico, «su vida pendía de un hilo». Una vez que lo hicieron, mandaron muestras para análisis a Puebla. Tardaron 20 días en entregarles los resultados; durante ese lapso, Quianna estuvo hospitalizada recibiendo transfusiones de sangre.

Fue hasta el 19 de octubre de 2017 cuando la diagnosticaron con leucemia linfoblástica aguda, un tipo de cáncer muy común entre las niñas y los niños. En un inicio, el tratamiento se llevaba a cabo en días alternados, después cada ocho días, y luego una vez al mes, dependiendo de cómo respondía su cuerpo. Las primeras dosis fueron sumamente agresivas y, por ende, el cuerpo de Quianna quedó exhausto y vulnerable. Hasta antes del cambio de Gobierno federal, el camino para vencer al cáncer parecía ser bastante seguro. Durante poco más de un año, la mamá de Quianna no tuvo que preocuparse por la falta de medicamentos; eso sí, los traslados de más de cuatro horas para recibir la quimioterapia, aunados a los gastos de hospedaje, siempre han sido más que un inconveniente. No obstante, nada se compara con lo que sucedió a partir de la nueva administración y la violenta decisión de acabar con el sistema de abastecimiento.

Las primeras señales de desabasto llegaron cuando, en el Seguro Popular, le dijeron a Rocío que no había vincristina; no solo para Quianna, sino para cientos de niños de la región. No hubo explicaciones ni soluciones, solo se les pidió esperar. El tiempo se detuvo para Rocío y su esposo. ¿Qué hacer cuando te dicen que no hay quimioterapia para tu hija? Ellos actuaron de inmediato y buscaron el medicamento en farmacias privadas. En el estado de Oaxaca no había en existencia, el lugar más cercano era Puebla. Pero el viaje para conseguir los fármacos para su niña se convertiría en un oscuro episodio de preocupación cuando descubrieron que, además de escasear, habían subido de precio. Una sola dosis de vincristina, que solía rondar los 800 pesos, había duplicado su costo, y Quianna necesitaba al menos seis cada mes. Otro de sus medicamentos, la L-asparaginasa inyectable que antes podía comprarse por 3 500 pesos, llegó a costar casi los ocho mil, y ella requería nueve ámpulas. Para sobrellevar ese primer golpe del desabasto, el papá de Quianna utilizó los ahorros con los que pretendía cubrir los gastos de su titulación en ingeniería informática; debido a la emergencia, ese dinero se invirtió en la salud de su hija.

La necesidad de conseguir recursos para la quimioterapia de su hija provocó que la creatividad de Rocío se expandiera de maneras inimaginables. Por un lado, abrió la página de Facebook «Quianna sonrisas de vida», en la que organiza rifas de pinturas, ropa y artesanía, además de vender pan y galletas para sumar al presupuesto del tratamiento. Rocío calcula que, en promedio, necesita un mínimo de 15 mil pesos al mes para los cuidados de Quianna. Es evidente que su familia no cuenta con estos recursos y por eso resulta tan vital el movimiento en redes sociales para gestionar apoyos. Rocío tiene además un profundo agradecimiento hacia la comunidad de voluntarios Efecto Mariposa y, en especial, a su presidente Rommel López, quien ha conseguido muchas sesiones de quimioterapias; lo mismo ocurre con la Fundación Nicoatole que dirige Sergio Camarena. Agrupaciones civiles como estas han sido el cobijo de cientos de familias oaxaqueñas en situación vulnerable. Y sí, Rocío es consciente de que el desabasto no solo afecta a su hija: son cientos de niños a los que les han obstaculizado su derecho a la salud.

Hay quien dice que las calamidades nunca vienen solas; por si el desabasto no fuera suficiente, a mediados de septiembre de 2021, en el Hospital de la Niñez Oaxaqueña, al menos 30% del personal de la institución, entre enfermeras, especialistas, personal del área de comida y limpieza, fue despedido bajo la justificación de que no existía techo presupuestal para sostener su nómina. Los problemas para los pacientes se multiplicaron porque ahora ya no había enfermeras que pudieran administrar las quimioterapias en uno de los pocos lugares del estado de Oaxaca en donde se podían atender a los infantes. Un verdadero desastre. Por ello, los papás de Quianna viajan de manera constante a la capital de Oaxaca para levantar la voz y denunciar las injusticias en contra de los pacientes y médicos que necesitan protección para seguir curando a los niños.

Quianna ha mostrado una impresionante entereza a pesar de que la pandemia también llegó a su vida: ha salido positiva a COVID-19 en dos ocasiones y sus padres no se explican cómo fue que se contagió; sin embargo, son conscientes de que siempre existirá un riesgo durante sus visitas al hospital. Con un sistema inmunológico tan endeble, la COVID-19 provocó que sus frágiles pulmones estuvieran a punto de colapsar: perdieron gran porcentaje de su capacidad y se requirieron más medicamentos para tratarlos. Como era de esperarse, estos también escaseaban en la farmacia del hospital. Una vez más, las fundaciones entraron en acción y, a través de la gestión en diferentes estados, consiguieron los fármacos, así como dos auxiliares respiratorios, cuya compra tuvo que realizarse vía internet. Por suerte, los esfuerzos también se redoblaron en sus redes sociales: sus seguidores las apoyaron donando artesanías y ropa que se rifó para contribuir económicamente con los gastos de Quianna.

La pequeña correspondió a las buenas voluntades a su alrededor. Con renovados ánimos, sonrisas y baile, agradeció en múltiples videos el apoyo de la comunidad que hizo posible adquirir todos los medicamentos necesarios; y aunque la fortuna ha acompañado a esta niña, es inevitable pensar en cómo la sociedad civil ha sido la solución a las malas decisiones del Gobierno. A las mamás y los papás, y a los doctores y fundaciones que durante estos casi tres años han jugado el deporte extremo de salvaguardar las vidas de nuestros niños se les paga con ignominia.

Rocío ha asistido a diversas reuniones con funcionarios del hospital, incluso ha participado en juntas con el gobernador del estado; empero, nunca le han ofrecido una solución a sus problemas. A ella, como quizá a muchas otras madres de familia, le duele escuchar que el presidente y Hugo López-Gatell han tildado a los padres de «golpistas»; le duele en el alma que proteger a su hija durante tres años sea motivo de desprecio por parte de las autoridades. No está interesada en derrocar un gobierno ni enarbolar o discutir ideologías; lo que en realidad le importa es que volteen a ver a los niños y niñas; por eso pide que se liberen de ataduras ideológicas y hagan lo pertinente para salvar la vida de los pequeños con cáncer.

A pesar de las inclemencias, los padres de Quianna siguen procurando su bienestar, los buenos momentos y el amor en casa. Ella no se rinde y busca la felicidad en los pequeños detalles de la vida. Para una niña con leucemia, llevar una dieta rigurosa es muy complicado. Quianna no puede consumir lácteos ni dulces, y cualquier alimento debe estar hervido; incluso, a decir de su mamá, solo puede consumir frutas si son de cáscara gruesa. Ha sido muy disciplinada con su alimentación y en muchas ocasiones ni siquiera necesita que le digan qué es lo que debe comer; como si se tratara de un ritual, se alimenta de forma sana y lo hace de buena gana.

Debido a su enfermedad, su educación se vio rezagada hasta hace un par de meses, cuando comenzó a recibir clases de una profesora que la regulariza en casa y la pone al corriente con nuevos juegos. La pequeña regresó a clases presenciales hace apenas unos días; como era de esperarse, su sonrisa se hizo aún más grande al convivir de nuevo con otros niños y niñas, claro, con todos los cuidados que corresponden; sin embargo, para ella es un gran alivio vivir una vida «normal».

El cáncer y el desabasto aún son un fantasma que merodea cerca, pero la familia tiene la esperanza de que pronto todo se convierta en un mal recuerdo del pasado. A su corta edad, Quianna es hoy un ejemplo de vida para cualquiera, y sus padres desean estar a su altura buscando siempre lo mejor para su niña.

SOÑANDO CON LLEGAR ALTO

Existe una tradición en la casa de Benjamín. Sus papás colocan en una orilla de la puerta de su cuarto las marcas con su estatura y la de sus otros dos hermanos. Benjamín, como indica el origen de su nombre, es el menor de los tres. Los otros han pasado puntualmente sus propias marcas y sus padres esperan que, dentro de poco, él pueda hacerlo también.

Como buenos profesionistas, los padres de esta familia procuran educar a sus hijos para que sigan su ejemplo. Benjamín siempre ha destacado por su inteligencia y facilidad de aprendizaje, en especial en la escuela, donde suele obtener las mejores calificaciones de su generación. Sobresale en los trabajos en equipo y en las ferias científicas escolares, siempre con proyectos que destacan por su originalidad; Benji es admirado y reconocido por sus compañeros y profesores por su ingenio y su manera de resolver problemas académicos.

Año tras año, Benjamín y su equipo de ciencias celebran el éxito de su proyecto y se toman una foto grupal. Las imágenes permiten ver la creatividad de un grupo de niños que se reúne por las tardes para hablar de cuál será el mejor experimento o el mejor robot para mostrar. Con cada año que pasa, el aparato es más increíble y funciona mejor. En las fotos más recientes, se puede ver a un grupo de adolescentes alrededor de un complejo sistema robótico, el mejor del año; sin embargo, además del avance constante de los muchachos, la tradicional foto anual también muestra algo peculiar: en comparación con sus compañeros, Benjamín no crece. La diferencia puede notarse con claridad si se compara una vez al año, al punto que, en la postal de sexto de primaria, todos sus compañeros ya le sacan una cabeza de altura.

No es que su familia sea muy alta, pues su mamá y sus dos hermanos están un poco debajo del promedio. Sin embargo, incluso con ellos, Benjamín comienza a notar la diferencia. Al no tener un gran desempeño en actividades físicas, el interés de Benjamín se ha volcado básicamente sobre dos cosas: las nuevas tecnologías y los animales. Piensa combinar sus conocimientos científicos con su amor por los animales y convertirse en un gran médico veterinario.

Benji tiene claro que la estatura no define el valor de una persona; empero, vive la delicada etapa de la adolescencia, durante la cual la autoestima es vital para el pleno desarrollo de los jóvenes. Pese a que sus padres siempre han buscado lo mejor para su hijo, no sabían si acudir al médico para buscar un tratamiento era la mejor opción, pues subrayar el problema podría significar un golpe duro para la confianza del chico. Al final decidieron hacerlo; su médico familiar los canalizó con la especialista en la materia: la endocrinóloga de la clínica regional.

La doctora les comentó que debían cuidar su salud emocional, pues la presión de sus compañeros y de no sentirse parte del grupo pueden afectar a los jóvenes en su área afectiva; les ofreció también un tratamiento a base de hormona del crecimiento (HC), el cual podría ayudar a Benjamín a ganar algunos centímetros, así como darle la oportunidad de acercarse a sus compañeros y sumarse a las actividades, los deportes y tropelías de cualquier grupo de adolescentes.

La hormona de crecimiento se produce, como muchas otras, de manera natural en la glándula hipófisis, también llamada pituitaria. Esta glándula es un órgano con la forma y tamaño de un frijol que se encuentra debajo del cerebro;

la hormona que allí se produce, también llamada soma-totropina, sirve, como su nombre lo indica, para crecer. Su propósito es aumentar la estatura y tamaño de todo el cuerpo y fue descubierta hace casi un siglo, pero comenzó a utilizarse, ya desarrollada en laboratorios y para casos como el de Benjamín, hasta 1963. Quizá una de las historias más conocidas de crecimiento asistido por HC es la del futbolista Lionel Messi, quien fue sometido a un tratamiento hormonal durante la adolescencia para que pudiera desarrollarse y convertirse años después en jugador del F.C. Barcelona.

Benjamín vive en una casa común como la de sus compañeros, su habitación tiene una cama común, en la cochera hay un auto común y la cocina tiene un refrigerador común. Sin embargo, en una de las repisas de ese refrigerador se almacena algo muy especial, algo que en ninguna otra casa de los amigos de Benjamín existe: un Tupperware grande con cajas de ampolletas que contienen hormona de crecimiento sintética. En ocasiones, cuando le surtían 30 cajas de golpe, estas se desbordaban; tres meses acumulados son 90 cajas, que ocupaban, además de dos estantes del refrigerador familiar, un espacio adicional del refrigerador de la casa de su abuela.

El procedimiento para administrar la hormona sintética puede ser sencillo o muy complicado. Benjamín debe aplicarse una inyección subcutánea todos los días, lo cual es fácil cuando lo hace con una pluma precargada; no obstante, cuando esta presentación escaseó, su mamá debió recurrir a una genérica en la cual tenía que calcular cada dosis con cautela, preparar una jeringa especial e inyectar a su hijo. Aunque él es responsable con el tratamiento y tiene la edad para hacerlo por su cuenta, como muchos chicos, es incapaz de inyectarse solo. Así como algo tan simple como una inyección requiere de ayuda extra, algo tan complejo como su desarrollo físico integral requiere que su medicamento nunca falte.

Aunque a simple vista pareciera que el padecimiento de este adolescente fuera nimio, su diagnóstico no deja de ser importante para el desarrollo total de Benjamín; no crecer es un problema de salud. Todo ser humano tiene derecho a vivir una vida plena y su caso no es la excepción.

La preocupación de su familia aumentó desde que la HC también se sumó a la enorme lista de medicamentos faltantes en México; dado que este tipo de tratamientos no son una prioridad para el Gobierno, la seguridad de contar con dicha hormona aumentó la incertidumbre para el tratamiento del paciente. A la angustia de un hijo con deficiencia de hormona de crecimiento ahora se suma la frustración de no encontrarla disponible. Como es de suponerse, esto triplica el desgaste tanto de sus padres, de sus hermanos y, por supuesto, del mismo Benjamín.

Vueltas, citas con el director de la clínica, cartas y menciones, muchas menciones en las redes sociales. Solo así su papá logró que le surtieran en dos ocasiones, tras semanas de retraso, las ampolletas faltantes. Al entregárselas lo hacían firmar un documento y sacarse una foto, para que constara que el problema había sido resuelto.

Al llegar la pandemia, el joven se quedó sin consultas, la farmacia de la clínica sin HC y las autoridades simplemente dejaron de escucharlos. Benjamín se quedó sin tratamiento.

Desde hace algunos meses Benji no ha dejado de mirar la última línea que dibujó su mamá en el marco de la puerta. Desde que inició con las inyecciones hubo un visible avance en su estatura, quizá no la que hubiese imaginado, pero ahora es mucho peor, pues el factor más importante para que alcance a sus compañeros desapareció: el desabasto lo privó de la hormona de crecimiento.

La incompetencia e ignorancia de quienes ahora se hacen cargo de adquirir medicamentos no solo les quitó la salud a los pacientes; a muchos jóvenes, además, les arrebató la esperanza.

EMMANUEL: UNA VOCACIÓN DE SERVICIO

Nadie le enseñó a Emmanuel cómo se hace una huelga de hambre y mucho menos a soportar el frío seco de Tijuana para pasar la noche a la intemperie, si acaso se previno con dos chamarras y un banco de plástico. Según sus cálculos, un humano podía sobrevivir sin agua tres o tal vez siete días, y sin alimentos sólidos más de tres semanas. No pensó de forma racional sus acciones antes de llevar a cabo uno de los actos simbólicos más representativos y trascendentales para protestar frente a las autoridades: no comer. Él actuó por necesidad, y lo que fue todavía más loable, la motivación de su protesta no nació desde la preocupación por un familiar, sino desde su vocación por ayudar y procurar la vida de los demás.

Por más que procuró permanecer estoico, sufrió por ratos algunas crisis que le costaron unos terribles dolores de cabeza y punzadas en partes blandas de su cuerpo. Tomó líquido en el tercer día, y recibió compañía por turnos, en principio la de su familia, que son sus compañeros de lucha, y luego por parte de diferentes pacientes que forman parte de su fundación. A lo largo de la semana, los funcionarios como el secretario de Salud y el gobernador del estado de Baja California lo evitaron tomando otras rutas para que los medios de comunicación no captaran su indiferencia frente a las peticiones de Emmanuel.

Fue hasta el sexto día que se le hizo la promesa de una cita con el gobernador para responder a su solicitud. Él, a pesar de la descompensación de su cuerpo, la deshidratación y la falta de descanso e higiene, sonrió para sus adentros y supo que lo había logrado. Consiguió la vincristina que faltaba para los tratamientos oncológicos. Sin embargo, fue consciente de que esa huelga de hambre había sido solo la victoria de una batalla, y que la guerra del desabasto no había terminado.

Conozco Tijuana desde los años ochenta. Gente trabajadora en una gran urbe que se caracteriza por su vida nocturna, por los numerosos bares y antros que reciben a toda clase de locales y turistas. Desde el triunfo de Ruffo Appel, ha sido notorio el ascenso, descenso, y nuevamente ascenso de la inseguridad, así como un explosivo crecimiento demográfico.

Gracias a su visión abierta al mundo, Tijuana es, quizá, el crisol cultural más grande en México. Se sabe que es una ciudad de mucho tránsito entre mexicanos y estadounidenses debido al traslado que deben hacer miles de trabajadores todos los días. Pero, con todo, Tijuana no se caracterizaba por ser una ciudad de protestas y toma de calles, mucho menos que el motivo de ello fuera la carencia de medicamentos. Emmanuel y su equipo notaron la diferencia a partir de mayo de 2019; estos actos de protesta se han convertido en el pan de cada día de los familiares que con desesperación buscan soluciones para sus enfermos. La tranquilidad de una población se ha perturbado por la incertidumbre y el nulo interés por parte de las autoridades para resolver la crisis invisible.

Esto nos lleva a reflexionar un asunto delicado. Parece ser que el cierre de vialidades importantes, la clausura de edificios e instituciones, o las huelgas de hambre, son la única manera de ser vistos. ¿En qué momento se normalizó que el derecho a la vida se exija a través del cierre de vialidades? O sea que los familiares, además de cargar con cientos de problemas al malabarear con sus enfermos, tienen que asumirse como activistas sociales para conseguir lo único que buscan en ese momento: cuidar la vida de sus seres amados. Es lamentable que mientras no exista ninguna queja, el Gobierno no procurará el bienestar de los pacientes de los hospitales.

Regresando a Emmanuel, él y su familia se acercaron al mundo de la conciencia social al involucrarse con la iglesia Amistad Cristiana, la cual se enfoca en apoyar a personas de bajos recursos, donando despensas y realizando actividades dirigidas a la rehabilitación y prevención del uso de drogas. Luego de varios años de acompañar a la iglesia, decidieron que era hora de crear una asociación sin fines de lucro que expandiera su campo de acción y trabajara con comunidades inermes de Tijuana. El nombre que designaron para su fundación fue Es por Tu Amor A. C., que en principio vinculaba esfuerzos civiles con médicos de Tijuana y otras ciudades cercanas, dependiendo el caso, para que ciertos pacientes tuvieran acceso a consultas, recetas médicas e incluso cirugías de alto costo que la fundación gestionaba para que se cubriera la totalidad de la intervención quirúrgica o al menos una parte de ella. Su labor se centraba en personas invidentes, con síndrome de Down, algunas dentro del espectro autista y pacientes con parálisis cerebral y problemas de movilidad que requieren ser intervenidos, por lo regular de los tendones.

El cauce de la fundación se redirigió a partir de 2019, cuando una persona con cáncer se les acercó y les pidió ayuda con medicamentos que se decía que no había en el hospital. Como la gestión de Emmanuel fue exitosa, el rumor se corrió y más casos de pacientes oncológicos llegaron a la fundación para resolver situaciones parecidas. Lo que aparentaban ser casos aislados se transformó en un número creciente de enfermos que acudían a Es por Tu Amor. Tal fue la crisis, que la asociación terminó por especializarse en pacientes con cáncer. Los vínculos que construyeron no se quedaron en la ciudad de Tijuana; primero se extendieron a los otros municipios: San Quintín, Rosarito, Ensenada y Mexicali. Eso los llevó a asociarse con fundaciones tan importantes como Nariz Roja, de Guadalajara, o trabajar con comunidades de Orizaba, en Veracruz, y Acapulco, en Guerrero.

Cuando Emmanuel describe su intensa labor a lo largo de los ocho años que lleva con la fundación, pareciera que ríe mucho o de forma innecesaria al relatar casos de gran intensidad. No es que se burle de la situación, más bien utiliza un mecanismo de defensa ante el horror de una situación que pareciera no importarle a nadie. Le es claro que, para el Gobierno, el desabasto no entra en sus prioridades, por lo que debe jugar una y otra vez el mismo rol de activista con tal de salvar a los pacientes. Él trata de darle buena cara a su labor, incluso cuando sus intervenciones le han costado múltiples encierros en la cárcel o que lo señalen públicamente como un «revoltoso». Sus hijos también forman una parte importante de la asociación, saben que su padre se ha inmiscuido en cientos de problemas legales por luchar a favor de los derechos de los más necesitados; asumen que todos los padres son así y que ese camino es el necesario para tener una vida más justa.

Su hija mayor, Iraís García, también activista como su padre, fue señalada a nivel nacional durante la visita que realizó el presidente López Obrador a Tijuana el día 2 de diciembre de 2020; al salir de un evento, el presidente entró en su camioneta cuando la multitud protestaba para solicitar medicamentos para oncología. Iraís, que reclamaba el diálogo con el actual presidente, se aferró a la camioneta y la ayudantía le pidió que despejara el lugar para poder continuar con su ruta. Ella estaba decidida a obtener una respuesta y no desistió. El hombre del equipo de AMLO empujó a Iraís, así que ella reaccionó dándole una bofetada. El escándalo fue inmediato, a tal grado que un día después, en la mañanera del presidente, se le calificó de agresiva y solicitaron sus datos para saber a qué grupo pertenecía. Una vez más, la inmediatez del alboroto funcionó para conseguir la vincristina, y el patético mecanismo de estira y afloja se puso en marcha de nuevo.

Emmanuel refirió en diversas ocasiones que en un principio las comunicaciones con las autoridades eran abiertas, incluso directas. La información sobre la situación de la llegada de medicamentos se anunciaba de inmediato, pero todo cambió cuando el Gobierno estatal falló en múltiples ocasiones y tuvo que señalar públicamente que el error había sido su responsabilidad. Los funcionarios en turno se ofendieron por las publicaciones y por ende la comunicación se vio cuarteada. ¿Por qué un ciudadano se convierte en enemigo del Gobierno cuando lo único que exige es el derecho a la salud? ¿Qué se necesita para que los funcionarios entiendan que la vida de un ser humano es importante? Estas preguntas, cuyas respuestas parecen obvias, no lo son al observar la realidad.

En Tijuana existe una unidad de oncología pediátrica en el Hospital General que, tras la reconversión hospitalaria producto de la pandemia, se remodela[1] para aceptar pacientes adultos. Al momento de escribir este texto, el hospital del IMSS aún no inauguraba su unidad oncológica para niños.

La fundación Es por Tu Amor obtuvo información de que, de abril a diciembre de 2020, 100 niños estaban internados en el Hospital General de Tijuana, y que solo seis de ellos habían logrado conseguir el esquema completo. Esa es una cifra, sin duda, aterradora.

Emmanuel tiene claridad sobre su labor: «Donde el Gobierno no llega, comienza la iniciativa social». Su preocupación es legítima y no hay duda de que nació para ayudar a la gente. La presencia de Es por Tu Amor ha ayudado a salvar cientos de vidas en la ciudad de Tijuana y sus alrededores. Su esfuerzo y enorme trabajo representan un dique para soportar el tsunami que afecta la vida de tantos pacientes. Aun así, su lucha tiene un alcance limitado; posee la capacidad de solucionar casos urgentes para continuar con las quimioterapias, pero no tiene la facultad de resolver el problema de fondo, aunque la realidad es que a ellos no les corresponde hacerlo.

Quienes deberían asumir esa responsabilidad permanecen anclados a su ceguera.

9

DIAGNÓSTICO CRÍTICO, PRONÓSTICO RESERVADO

«Las medicinas llegarán hasta los pueblos más apartados
o me dejo de llamar Andrés Manuel».

—ANDRÉS MANUEL LÓPEZ OBRADOR

(Declaración durante la conferencia matutina
del jueves 25 de noviembre de 2021)

Con toda seguridad, el desabasto de medicamentos pasará a la historia como uno de los periodos más críticos y vergonzosos que ha atravesado nuestro sistema de salud.

Sobre cada uno de los puntos tratados en este libro podrían escribirse gruesos volúmenes, desde los orígenes del sistema y las malas decisiones, hasta la enorme carga política e ideológica detrás de todo ello; pero, sobre todo, podrían dedicarse innumerables páginas sobre cada una de las historias humanas. Y es que, al final, este problema ha repercutido en especial sobre los ciudadanos: niños que sufren, padres angustiados, familias desechas, profesionales de la salud indignados e impotentes y en constante riesgo de perder su trabajo si deciden dar la cara por sus pacientes.

Después de todo lo acontecido, cualquiera pensaría que la crisis está mejorando, si no es que se encuentra ya por terminar. Lamentablemente no es así. El más claro ejemplo es que llegamos a un final del año 2021 en el que parece que las cosas pueden explotar en cualquier momento.

UNA COLECCIÓN DE COMENTARIOS DESAFORTUNADOS

Bien entrado el otoño de 2021, el Gobierno había logrado matizar la conversación pública sobre el desabasto y diluirla con otras noticias y sucesos entre los que destacaban la cuestionable reapertura de las actividades producto de «semáforos» epidemiológicos más favorables para el control de la pandemia, así como la paulatina disminución en las cifras de contagios.

Aunque los problemas con el suministro de medicamentos persistían y las manifestaciones de los familiares de los niños con cáncer continuaban con vehemencia, sobre todo en las redes sociales, la difusión del tema en medios era francamente poca. Es importante y se debe reconocer la convicción de periodistas como Ana Francisca Vega y Azucena Uresti, quienes en ningún momento quitaron el dedo del renglón en lo referente a este tema.

La semana del 12 de octubre, el problema regresó a la opinión pública de manera contundente y dramática, con dimes y diretes entre las organizaciones civiles y la dupla conformada por el Insabi y la Secretaría de Salud. La discusión tomó de nuevo la palestra del Congreso, en donde diputadas de la oposición pedían la renuncia de Juan Antonio

Ferrer, director del Insabi, así como del secretario de Salud, Jorge Alcocer.[1]

Ese mismo día se dio a conocer un video grabado en el interior del Congreso, en el cual Merary Villegas, diputada de Morena, se negaba de manera déspota a atender a la madre de una niña que requería de medicamentos para su tratamiento oncológico.[2] Desde ese momento, lo que escuchamos fue una verdadera cadena de dislates.

Las posiciones de quienes apoyan a la 4T se han radicalizado y cada vez son más frecuentes los ataques personales hacia pacientes que comentan o se quejan sin reservas del desabasto.

El 20 de octubre la diputada Patricia Armendáriz publicó un lamentabilísimo comentario en Twitter, con el cual se ganó el repudio inmediato y las protestas de familiares y pacientes: «Pues pedí a papás, mamás, enfermer@s que me dieran evidencia de desabasto de medicamentos principalmente de nuestros queridos niños y no me dieron ni una sola evidencia».[3]

Seis días después, el secretario de Salud compareció ante la Comisión de Salud del Congreso. La molestia de diputados de la oposición no tardó en manifestarse: reclamaron de forma abierta por el desabasto y de paso pidieron la renuncia de Hugo López-Gatell, quien en varias ocasiones ha minimizado el problema, atacando a los familiares de los pacientes oncológicos pediátricos y llamándolos «golpistas».

Para las primeras semanas de noviembre, la discusión subió nuevamente de tono y los padres de los niños con cáncer bloquearon los accesos al aeropuerto. Sin embargo, los comentarios, la agresividad y, en algunos casos, los insultos de quienes defienden la posición del Gobierno o niegan de forma categórica que el desabasto existe sufrieron un duro golpe y un baño de realidad de quien menos lo esperaron.

LA OPACIDAD INSABI-UNOPS

Al momento de escribir el último capítulo de este libro, surge una nueva polémica referente a la UNOPS. Queda claro que todo lo que se intentó lograr por medio del contrato con dicha organización fue en verdad infructuoso. Esta oficina de la ONU no aterrizó de forma adecuada contratos para adquirir medicamentos o insumos, ni pudo destrabar las fases necesarias para proveer de manera puntual las medicinas a los pacientes. Aunque parezca increíble, este organismo no ha sido transparentado y goza de una suerte de inmunidad diplomática que le fue conferida por el Gobierno mexicano.

Por esa razón, el día 3 de noviembre la experta en transparencia María Elena Pérez Jaen entregó una carta al Instituto Nacional de Acceso a la Información (INAI) para que el Gobierno transparente la relación contractual con la UNOPS, que, hasta donde se sabe, disfruta de un presupuesto de más de 6 000 millones de dólares para el periodo comprendido entre 2021 y 2024.[4]

Mientras esto avanza y se aclara, la relación contractual con el Gobierno mexicano no ha cambiado pese a la falta de resultados, y todo parece indicar que continuarán haciendo lo que sea que estén haciendo, al tiempo que el Insabi y la Secretaría de Salud buscan, de manera paralela, algunos de los insumos que se encuentran en desabasto.[5]

Sí, existía una manera más opaca e ineficiente de buscar el suministro de medicamentos, y todo parece indicar que la encontramos.

Una solución «fuera de la caja»

A lo largo de todas estas páginas he escrito las causas, consecuencias y el impacto en los pacientes y profesionales de la salud que el desabasto origina. Es el momento de hablar de soluciones. Para ello, quiero dejar claro que, desde mi punto de vista, la solución no se encuentra en tapar los enormes agujeros ocasionados en la estructura de adquisiciones. Hacerlo así implica seguir validando la existencia de un sistema que ha sido cuestionado desde hace décadas. No podemos esperar resultados distintos haciendo las mismas cosas, y lo último que deberíamos buscar es mantener el mismo razonamiento que ha prevalecido por casi 70 años. Llegó la hora de pensar fuera de la caja y esta es mi propuesta.

Desde hace una década he mencionado en diferentes foros y artículos que el santo grial de la salud dentro de un Estado es un sistema unificado y con acceso universal para todos sus ciudadanos. Empero, mi visión difiere de la del presidente de México: desde mi perspectiva, el acceso universal debe ser facilitado, pero no poseído de forma exclusiva, por el Estado.

El análisis meticuloso de cómo debería funcionar este hipotético sistema de salud requiere un extenso volumen por sí mismo y no es mi objetivo exponerlo aquí; no obstante, en las siguientes páginas me gustaría proponer una alternativa radical para la entrega final de medicamentos a los pacientes atendidos en el sector público.

Como lo comenté en los primeros capítulos, la base del problema del desabasto se encuentra en la metodología mediante la cual el Gobierno pretende hacer llegar los medicamentos a los pacientes. Esa mecánica de comprar las piezas físicas para entregarlas en farmacias de cada institución gubernamental es, sin lugar a duda, el distractor más grande del objetivo final y del presupuesto para medicamentos.

Me explico: el sistema de compras está diseñado para entregar medicamentos a los pacientes a través de las farmacias de las unidades de salud, mientras que el objetivo debería ser que estos los obtengan sin importar dónde los adquieran.

Mi propuesta es clara: cambiar por completo el sistema de adquisiciones para que esté enfocado exclusivamente en la negociación de precios, quitando de la ecuación la distribución y la dispensación final. Dicho de otro modo, los pacientes deberían poder surtir cualquier medicamento autorizado e incluido en el Compendio Nacional de Insumos en la farmacia más cercana o conveniente.

¿Cómo lograr esto?

Partamos de la premisa de un sistema de salud universal unificado. Para efectos de esta discusión, asumamos que todos los pacientes pueden tener el mismo acceso.

Todo comienza, sí, con la unificación de estándares de atención y el uso total del Compendio Nacional de Insumos para la Salud. La actual estructura impide que las diferentes instituciones puedan ofrecer a sus derechohabientes los mismos medicamentos. Desde intrincados sistemas de control interno como la llamada Torre de Control, hasta sus presupuestos, hacen que los derechohabientes del IMSS tengan por lo general un acceso más limitado a medicamentos que los derechohabientes del ISSSTE; a su vez, los pacientes de las Fuerzas Armadas y Pemex suelen tener acceso más fácil a una variedad más amplia de fármacos que en el resto de las instituciones.

Esta diferencia entre la capacidad de las instituciones públicas para hacerse de medicamentos que provienen de un mismo formulario es uno de los primeros puntos a resolver. En los últimos meses he tenido la oportunidad de entrevistar a decenas de médicos, los cuales no entienden por qué hay medicamentos que no son accesibles para su institución mientras que sí lo son para otra. De la misma manera, encontramos pacientes como Adriana a quienes, por ejemplo, se les surte un tipo de insulina en el IMSS, cuando a los del ISSSTE se les suministra otra.

En el modelo que planteo, todos los medicamentos del Compendio Nacional deben estar al alcance de todos los pacientes, sin importar su derechohabiencia. En este caso, también asumiré la lógica de una supuesta «gratuidad», y evitaré hablar por el momento de copagos o de elección opcional de medicamentos fuera del Compendio. En lo personal, no es una postura que me agrade, pero quiero plantearlo de la manera más simple.

¿Cómo se logra que cualquier paciente de cualquier institución obtenga sus medicamentos en la farmacia más cercana a su domicilio?

Analicemos los pasos que ya existen para que un medicamento sea prescrito por las instituciones de salud y en el camino veremos dónde se genera la diferencia. Sabemos que para su venta, ya sea en el sector privado o al Gobierno, todos los medicamentos deben tener un registro sanitario otorgado por la Cofepris. Aunque en los pasados meses se cambió la ley para permitir la entrada de medicamentos sin este registro, esta no es una práctica que deba continuar y, por lo tanto, se asume que la Cofepris seguirá registrando de manera ortodoxa todos los medicamentos que se utilizan en México.

Para que un medicamento pueda ser prescrito, dispensado o administrado a cualquier paciente del sector salud, debe contar con una clave del Compendio Nacional de Insumos para la Salud. Hasta aquí, esto no ha cambiado.

Pasemos ahora al procedimiento de compra. Retomando la lógica del anterior sistema de compra consolidada que se basa en subastas inversas a través de CompraNet, los fabricantes, es decir, los laboratorios farmacéuticos y empresas de dispositivos médicos, concursarían para ser seleccionados con base en el mejor precio (entendiendo que los requerimientos cumplen con características específicas y control de calidad). A partir de este momento surge la diferencia entre lo que sucede hoy día y lo que podría hacerse.

En la metodología que propongo, los fabricantes fijarán el precio con el cual le venderán sus productos al Gobierno. Empero, el canal de distribución no tendrá como objetivo las farmacias de las unidades médicas gubernamentales, sino las más de 25 mil farmacias privadas en todo el país. De este modo, los fabricantes negociarían de manera directa con los distribuidores la sistemática, los volúmenes y tiempos de entrega que les sean favorables para cumplir sus contratos con el Gobierno, en el entendido de que no tener los productos disponibles en las farmacias será su entera responsabilidad y podrán ser penalizados contractualmente (lo cual no es diferente de los contratos anteriores).

Cuando un paciente acuda a una unidad médica o cuando sea dado de alta de un hospital, los médicos le darán una receta única descargada de un sistema computarizado que incluye un identificador digital único como un código de barras. De esta forma, el paciente acudirá a la farmacia más cercana a su unidad médica, a su domicilio o donde le fuera más conveniente. Sí, hablamos de la conveniencia de los pacientes, no de las instituciones.

Las farmacias particulares podrán manejar los medicamentos en varias modalidades:

- Los medicamentos genéricos de diferentes fabricantes que comparten la misma clave del Compendio Nacional.

De hecho, estos fabricantes podrían negociar con los distribuidores y las cadenas de farmacias para, si así lo desean, ofrecer un precio para la venta privada de sus genéricos.

- Medicamentos que aún conservan su patente, los cuales se surtirán en la misma presentación que en su venta privada. La única diferencia será que el precio que se transfiera al Gobierno se negociará en la licitación, el cual, asumimos, será menor que el precio comercial.
- Todos los medicamentos que hasta el momento venden las farmacias particulares.

Al acudir a las farmacias particulares, los pacientes presentarán su receta de la institución gubernamental; se les entregarán los medicamentos, los cuales quedarán registrados de manera digital a través de su código de barras (SKU), y lo mismo sucederá con el código de barras de la receta. De este modo, los pacientes saldrán caminando de la farmacia con sus medicamentos sin haber pagado un solo centavo y la farmacia cobrará mensualmente al Gobierno los medicamentos que hubiera dispensado.

Una vez más, con el fin de simplificar la discusión, estoy asumiendo un contexto de «gratuidad», aunque debemos recordar que en los países de la Unión Europea, Gran Bretaña y en algunas provincias de Canadá donde existe este sistema, todos los pacientes deben pagar algún monto, el que sea, como copago, o pagar por el trámite de dispensación de sus medicamentos.

En este escenario, las grandes cadenas de farmacias que cuentan con genéricos de marca propia podrían también concursar para vender sus productos al Gobierno, siguiendo la misma metodología. Un sistema de esta naturaleza trae consigo grandes ventajas. La primera de ellas es que los pacientes encontrarán sus medicamentos disponibles en la farmacia que más les convenga. Evidentemente, la pregunta que surge es cómo asegurarse de que en verdad haya existencias en los anaqueles. Esta es la misma situación de hoy en día, con la salvedad de que, en la actualidad, los pacientes no tienen más opciones que la de esa farmacia única de su unidad médica; en este nuevo marco, acudirían a la siguiente farmacia más cercana y no tendrían que regresar varios días después a hacer filas interminables.

¿Qué ventajas y beneficios traería la implementación de un sistema como este?

La primera y la más obvia es tener sus medicamentos en la farmacia idónea y no tener que trasladarse, en muchos casos, varios kilómetros hacia su unidad médica para encontrarse con la sorpresa de que estos no se encuentran disponibles. Si el paciente desea, además, comprar cualquier otra, podrá hacerlo ahí mismo y ahorrarse otro desplazamiento.

En este sentido, la modernidad y uso de tecnología en la experiencia de usuario es fundamental. El uso de identificaciones digitales o aplicaciones para teléfonos celulares puede acarrear grandes beneficios para los pacientes, el sistema de salud gubernamental y las mismas farmacias.

La siguiente ventaja se basa en aprovechar la tecnología y los sistemas administrativos de cómputo y logística, con lo cual los faltantes podrían reducirse a cero. El seguimiento continuo y la trazabilidad de las piezas desplazadas podrían generar pronósticos que optimizarían el manejo de los inventarios. Es evidente que esta distribución estaría sujeta a normas y protocolos que no permitirían que los inventarios llegaran a cero.

Este sistema también tiene ventajas para los propietarios de las farmacias, los cuales tendrán un flujo de clientes a los cuales, si bien no les venderán los medicamentos del sector salud, sí podrán ofrecer sus otros productos. Contar con la lealtad de los clientes dependerá de la experiencia de usuario y el valor agregado que cada una ofrezca.

Por último, existe una gran ventaja para la economía del país. Deshacerse del gasto de manejo y administración de miles de farmacias ubicadas en las unidades médicas hará que esos recursos se utilicen de una mejor manera en la adquisición de tecnologías, inversión en infraestructura o en la mejora de salarios para el personal de salud. Sí, sé muy bien que esto generará un conflicto, pero debemos pensar siempre en la conveniencia del paciente, no en la conveniencia de la institución.

¿Qué se requiere para lograr este cambio?

Es curioso cómo en muchos casos las soluciones para los problemas complejos son, paradójicamente, las más simples. No obstante, se sabe que el ser humano es renuente a los cambios y que en México nos cuesta trabajo cuestionar los paradigmas o dejar a un lado los atavismos.

Adoptar un método de distribución y dispensación final de medicamentos como el que propongo no tendría que ser complicado, comenzando porque el sistema de licitaciones ya existía; para fines prácticos, que utilicen el que quieran, pero que exista una licitación transparente, pública, rastreable y auditable.

Se requiere la unificación de los formularios de las instituciones. Lo que ya no puede suceder es que los derechohabientes de una institución tengan acceso a unos medicamentos mientras que los de otra no. Esto contraviene la filosofía misma de la universalización del acceso a la salud. Si el problema es presupuestal, es el momento de resolverlo, pero todos los pacientes deben tener acceso a los mismos medicamentos sin importar la institución a la que estén afiliados.

Para que todo lo anterior funcione, se requiere también de una adopción tecnológica que dé seguimiento a cada una de las piezas existentes en cada una de las farmacias. De este modo, además de garantizar una transparencia administrativa y proyectar rotaciones de inventarios, podríamos tener un sistema digital para que los pacientes supieran cuál es la farmacia más cercana en donde se encuentra disponible su medicamento. Otra vez, primero los pacientes.

Con todo lo anterior, podemos concluir que lo primero que se requiere es voluntad política y deseo de transformación. El sistema actual no está trabajando para los pacientes; más bien, parece que los pacientes le dan servicio al sistema. Este no es un tema menor. En el paradigma actual, exacerbado por la filosofía de la 4T, el Gobierno es un dador que debe lucirse en el momento en el que entrega insumos a los pacientes.

El presidente lo sabe, así que cuando dice «vamos a traer los medicamentos», es claro que está pensando en fotos de embarques así como de funcionarios y empleados de Gobierno entregando medicinas en las manos «del pueblo». De no ser así, se pierde la imagen del Estado benefactor a la que aspira. Que los pacientes acudan a una farmacia comercial para surtir su receta sería impensable para una administración que busca colocar su buena imagen en todo.

El hacer que el sector salud se deshaga de sus farmacias externas (todos los hospitales requieren una farmacia de uso interno) es una decisión política y económica bastante seria; miles de farmacias institucionales deberán desaparecer y dejar algunas solo para los sitios más alejados, donde no se cuente con otra a menos de tres kilómetros a la redonda. Aunque al hacer el balance general con los ahorros que esto conlleva, se contempla un beneficio potencial para el sistema de salud. Pero ¿qué se requiere para hacerlo realidad? Simple: voluntad política.

Distribuir los medicamentos incluidos en el Compendio Nacional de Insumos a través de farmacias comerciales podría terminar con el desabasto en un año. Llevarlo a cabo requiere de mucho trabajo y de mucha planeación. Se necesita de visión y ganas de solucionar el problema; pero sobre todo se requiere, como he repetido antes, pensar en el paciente.

EL MANOTAZO FINAL

Por fin sucedió. El 10 de noviembre de 2021, a casi tres años de iniciada su administración, el presidente de México reconoció de forma oficial que existe un desabasto de medicamentos. Sin embargo, en esta narrativa él no sería el culpable.

En una reunión de trabajo con su gabinete en Colima, un exasperado López Obrador regañó a los dos personajes clave en la toma de decisiones respecto al abasto de medicamentos e insumos. «Ya tenemos que terminar de resolver el problema del abasto de los medicamentos», dijo el presidente con el rostro desencajado. «Esto es para Juan Ferrer, esto es para el doctor Alcocer: yo no quiero escuchar de que faltan medicamentos y no quiero excusas de ningún tipo, no podemos dormir tranquilos si no hay medicamentos para atender enfermos».

Lamentablemente, el problema es ese: el presidente se cansó de escuchar las quejas. No obstante, no tenemos evidencia de que le moleste, le aflija o le preocupe la salud, el sufrimiento o la vida de miles de pacientes que todos los días se enfrentan a la falta de insumos.

En su regaño, olvidó que fue él quien dio la orden de desmantelar el sistema de abasto, cambiando las reglas del juego, vetando distribuidores y fabricantes, ahorcando a proveedores y arrastrando en el camino a pacientes, familiares, cuidadores y profesionales de la salud; todo esto, en un halo de opacidad y un tufo penetrante a «nueva corrupción».

A casi 890 días de que iniciara el peor desabasto de medicamentos del que se tenga memoria en nuestro país, el presidente dio un manotazo porque ya no quería reclamos. Pero por más que regañe en público a Juan Ferrer o al doctor Alcocer, ellos no pueden hacer nada. No hoy. No a corto plazo.

El presidente reclamó que él ha ordenado que se compren medicamentos baratos y «de buena calidad» en cualquier lugar del planeta; pero si esto fuera tan sencillo, hace varios meses que ya habría medicamentos en México. Juan Ferrer y su opaco trato con la UNOPS han probado ser inútiles y los ya más de 100 millones de dólares que esa organización ha cobrado sin entregar resultados son uno de los peores negocios que nuestro Gobierno haya realizado en su historia. Por su parte, el doctor Alcocer llegó tarde al problema. Su única salida sería repetir lo que hizo en el Plan B y rogar para que puedan hacerse de algunas piezas de medicinas en alguna parte del mundo.

Los fabricantes de medicamentos, aquí y en cualquier lugar del planeta, requieren de planeación, órdenes anticipadas y pagos en tiempo y forma para llevar a cabo todos sus procesos. Distribuirlos no es el equivalente a «repartir papitas», como lo ha repetido el presidente. Se necesita de estrategia, estructura logística y conocimiento, mucho conocimiento sobre el tema.

Para Ferrer y Alcocer, existe una solución «fácil» para resolver el problema, pero requiere valor y un enorme *mea culpa*: retroceder varios pasos y, como medida de emergencia, poner de nuevo en marcha el anterior sistema de compra consolidada. Las estructuras existen y la gente con el *savoir faire* está allí, solo hay que recontratarla.

Esta medida heroica podría, con suerte, normalizar el abasto en seis u ocho meses, por lo menos en cuanto a contratos y fechas de entrega comprometidas; pero no lo harán. Nada parece indicar que sean capaces de recular y reconocer el que podría convertirse en el error más grande en este sexenio.

Sin embargo, así como heroica, la medida es absolutamente inaceptable para el presidente de México. El pasado 25 de noviembre, durante una mañanera en Zacatecas, arremetió de nuevo contra «las mafias» y «los monopolios» y dijo abiertamente que solo quienes se beneficiaban en el pasado, eran quienes querían volver a ver el antiguo sistema de abasto de regreso.

Reconoció las terribles deficiencias actuales en la distribución que he enumerado en este libro y sentenció que la entrega de los medicamentos se haría como con las vacunas contra la COVID, con la intervención de las Fuerzas Armadas. Si los distribuidores de papitas lo hacen ¿por qué él no lo haría mejor?

En algunos casos, la obcecación no tiene límites y el 1 de diciembre, durante el evento multitudinario que organizó con motivo del tercer aniversario de su gobierno, el presidente hablaba de ya estar buscando los métodos para hacer llegar los medicamentos a las farmacias. Al cerrar este libro estamos justo a la mitad de una administración que sigue buscando cómo resolver un problema autoinfligido y del que nunca reconocerán su responsabilidad.

UN FUTURO INCIERTO

Es curioso que al revisar el proyecto de trabajo de la actual administración en los meses anteriores a las elecciones de 2018, la salud no jugaba un papel fundamental. De hecho, fue hasta que los equipos de transición se involucraron cuando se dimensionó el tamaño del reto que la salud en México implica. Lo anterior explicaría la subestimación, exceso de confianza y carencia de visión que mostró el Gobierno al poner a cargo de las áreas clave de la salud a gente inexperta e ignorante de la metodología, requerimientos y filosofía misma de la atención a los pacientes.

Es claro que la intención del presidente de pasar a la historia a través de una nueva «transformación» se verá descarrilada por el actual desastre imperante en el sistema de salud, específicamente con tres fallas monumentales:

- La desaparición del Seguro Popular, suplantado por un Insabi que ha demostrado ser un ejemplo de opacidad y de inutilidad práctica.
- El cuestionable manejo de la pandemia, con un plan de vacunación que se quedó trunco, que dejó fuera a los niños y que solo involucraba, al momento de escribir este libro, a los adolescentes de 15 a 17 años y a los que tienen enfermedades subyacentes.
- El desmantelamiento del sistema de abasto anterior, argumentando una corrupción que no ha sido probada, y sustituyéndolo por diferentes ocurrencias para

las compras que solo han ocasionado opacidad, pago excesivo de precios y la mayor cantidad de insumos faltantes en la historia de nuestro sistema de salud.

Es evidente que esta gran crisis no se resolverá en unas cuantas semanas o en unos meses. Como lo he dicho en diversos foros, incluso retomando el sistema anterior tomaría más de un semestre, o hasta casi un año, garantizar de nuevo un flujo saludable de medicamentos. El Gobierno está entrampado, ahorcado con la soga que ellos mismos trenzaron.

Desafortunadamente no ayudan en nada las falsas historias que se han construido alrededor del desabasto. Seguir hablando de corrupción, monopolios, mafias o intereses, sin pruebas, sin acciones judiciales y sin detenidos sujetos a proceso, solo ha logrado polarizar a una población que está sufriendo de manera directa los efectos de la falta de medicamentos.

Actuar sin una adecuada planeación, un análisis profesional o, por lo menos, un entendimiento cabal de un problema es estar condenado al fracaso. Si a eso se le suma una motivación ideológica vacía, tenemos la receta perfecta para el desastre. Es urgente un golpe de timón. Pero tomar decisiones y ejercer acciones radicales requiere un ejercicio de introspección y asumir la responsabilidad total sobre las fallas y errores cometidos. Esto no va a suceder.

Los niños con cáncer sufren. Encima de ello toleraron que se les llamara mentirosos, exagerados, miembros de una telenovela y hasta participantes de un potencial golpe de Estado organizado «por la derecha». La misma situación afecta a pacientes con enfermedades crónicas o quienes requieren cirugías, marcapasos o simplemente medicamentos para atender una emergencia.

El sistema de salud necesita una certeza. En la tercera década del siglo XXI México no puede seguir dándose el lujo de tener todos los medicamentos disponibles en apenas unas cuantas unidades médicas y durante un puñado de días al año. Las medicinas no deben faltar, nunca.

Es hora de escuchar a los pacientes. Es hora de valorar y ponderar el sufrimiento humano, los costos de las carencias y las repercusiones en la calidad de vida y el bienestar de cada uno de los ciudadanos de nuestro país.

En un régimen cuyo lema es «Primero los pobres», es doloroso ver cómo son justo ellos quienes más están sufriendo el peor desabasto de medicamentos en la historia de México.

Retomando la analogía que resume la premisa de esta obra, se quiso trasplantar el corazón de un paciente sin haber tenido un donador.

NOTAS

Introducción

[1] Mariluz Roldán, «Insabi, sin revertir desabasto de medicinas, va por instalar farmacia gratuita», *La Silla Rota* (13 de agosto de 2021). Consultado el 10 de noviembre de 2021 en https://lasillarota.com/nacion/insabi-sin-revertir-desabasto-de-medicinas-va-por-instalar-farmacia-gratuita/549987.

1. Los niños con cáncer

[1] Redacción, «No hay ninguna urgencia, dice secretario de Salud sobre falta de un medicamento contra cáncer», *Animal Político* (27 de agosto de 2019). Consultado el 10 de noviembre de 2021 en https://www.animalpolitico.com/2019/08/urgencia-secretario-salud-medicamento-cancer/.

[2] Edgar Ávila Pérez, «Protestan en Veracruz por falta de medicamentos oncológicos», *El Universal* (30 de junio de 2021). Consultado el 10 de noviembre de 2021 en https://www.eluniversal.com.mx/estados/protestan-en-veracruz-por-falta-de-medicamentos-oncologicos.

[3] Redacción, «IMSS se compromete a garantizar abasto de medicamentos oncológicos», *López-Dóriga Digital* (6 de agosto de 2021). Consultado el 10 de noviembre de 2021 en https://lopezdoriga.com/

internacional/daniel-ortega-hijos-de-perra-imperialismo-oposito
res/.

⁴ Nariz Roja A. C. (@NARIZROJAAC), «Gracias a ti #SiHayQui-
mio #ElAmorTodoLoPuede sigamos apoyando esto sigue», tuit, imagen adjunta, Twitter (8 de septiembre de 2021). Consultado el 10 de
noviembre de 2021 en https://twitter.com/NARIZROJAAC/sta
tus/1435696658424156163 240.

2. Radiografía de un sistema en emergencia

¹ Secretaría de Salud, «Recibe Gobierno de México metotrexato
importado de Francia», Gobierno de México (21 de septiembre de
2019). Consultado el 10 de noviembre de 2021 en https://www.gob.
mx/shcp/prensa/recibe-gobierno-de-mexico-metotrexato-impor-
tado-de-francia-218392.

² Portal oficial de la Sécurité Sociale. Consultado el 10 de noviembre
de 2021 en https://www.securite-sociale.fr/accueil.

³ «Pirámide de población, 2020», Inegi (16 de marzo de 2021). Consultado el 10 de noviembre de 2021 en https://inegi.org.mx/conte
nidos/programas/ccpv/2020/doc/Censo2020_piramide.pdf.

⁴ «Informa Conapo sobre la esperanza de vida de la población mexicana», Gobierno de México (2 de noviembre de 2019). Consultado el 10 de noviembre de 2021 en https://www.gob.mx/segob/
prensa/informa-conapo-sobre-la-esperanza-de-vida-de-la-pobla
cion-mexicana.

⁵ «Circular por la que se comunica a las dependencias y entidades de la
Administración Pública Federal, a las empresas productivas del Estado, así como a las entidades federativas, municipios y alcaldías de la
Ciudad de México, que deberán abstenerse de aceptar propuestas o
celebrar contratos con la empresa Distribuidora Internacional de
Medicamentos y Equipo Médico, S. A. de C. V.», *Diario Oficial de la
Federación* (21 de octubre de 2020). Consultado el 10 de noviembre
de 2021 en https://www.dof.gob.mx/nota_detalle.php?codigo=56
03241&fecha=21/10/2020.

3. Entre la salud y la ignominia

[1] El síndrome de Cushing es un padecimiento poco frecuente que aparece cuando se presenta exceso de la hormona cortisol en el organismo. Sin embargo, este síndrome puede desencadenarse por una administración excesiva o prolongada de cortisona o sus derivados.

[2] Nota importante: la hidroxicloroquina no tiene efecto terapéutico alguno en la infección por SARS CoV 2, por lo que no debe usarse para tratar la COVID-19.

4. La fantasía de la gratuidad

[1] Sergio López-Moreno, Rosa Haydeé Martínez-Ojeda y Oliva López-Arellano, «Organización del abasto de medicamentos en los servicios estatales de salud. Potenciales consecuencias de la mezcla público-privada», Salud Pública de México 53 (4 de septiembre de 2011): S445-S457. Consultado en https://saludpublica.mx/index.php/ spm/article/view/5068.

[2] IMSS, «El IMSS atiende a 6 de cada 10 mexicanos», Gobierno de México (2018). Consultado en http://www.imss.gob.mx/prensa/archi vo/201807/191.

[3] Insabi, «Estatus general de abasto 2021. Órdenes de Suministro emitidas y medicamentos entregados por el INSABI a las Secretarías de Salud Estatales al 19 de noviembre de 2021», Gobierno de México (13 de agosto de 2021). Consultado el 10 de noviembre de 2021 en https://www.gob.mx/insabi/documentos/estatus-general-de-abas to-2021.

[4] Véase http://www.imss.gob.mx/sites/all/statics/ahorros-PMR-CC -2013-2018-PMR.pdf.

[5] Zenyazen Flores, «Hacienda concentraría las compras consolidadas de Gobierno con AMLO», El Financiero (julio de 2018). Consultado el 10 de noviembre de 2021 en https://www.elfinanciero.com.mx/ economia/shcp-con-amlo-centralizara-todas-las-compras-de-go bierno-urzua/

⁶ IMSS. «El IMSS celebra 75 años de ser el seguro de México», Gobierno de México (enero de 2018). Consultado el 10 de noviembre de 2021 en http://www.imss.gob.mx/prensa/archivo/201818/012.

⁷ Maribel Ramírez Coronel, «Industria farmacéutica mexicana cuestiona a UNOPS sobre megacompra de fármacos», *El Financiero* (diciembre de 2020). Consultado el 10 de noviembre de 2021 en https://www.eleconomista.com.mx/empresas/Industria-farmaceu tica-mexicana-cuestiona-a-UNOPS-sobre-megacompra-de-farma cos-20201213-0031.html.

⁸ «Compras públicas hechas con UNOPS: más opacas y al margen la ley de transparencia», IMCO (mayo de 2021). Consultado el 10 de noviembre de 2021 en https://imco.org.mx/compras-publicas-hechas-con-unops-mas-opacas-y-al-margen-de-la-ley-de-transparencia/.

⁹ Perla Miranda y Alberto Morales, «Con Plan B, gobierno cubre la compra de medicamentos», *El Universal* (julio de 2021). Consultado el 10 de noviembre de 2021 en https://www.eluniversal.com.mx/nacion/con-plan-b-gobierno-cubre-la-compra-de-medicamentos.

¹⁰ Publicación en la cuenta personal de Azucena Uresti, Twitter (agosto de 2021). Consultado el 10 de noviembre de 2021 en https://twitter.com/azucenau/status/1430690204256509956?s=21.

¹¹ «Análisis de la logística dentro de la industria farmacéutica», Grand View Research (abril de 2021). Consultado el 10 de noviembre de 2021 en https://www.grandviewresearch.com/industry-analysis/pharmaceutical-logistics-market.

¹² Insabi, «Estatus general de abasto 2021», Gobierno de México (13 de agosto de 2021). Consultado el 10 de noviembre de 2021 en https://www.gob.mx/insabi/documentos/estatus-general-de-abasto-2021.

5. HISTORIAS DE SOBREVIDA

¹ Luis Adrián Quiroz (@LAQC), «En días pasados desde la vocalia de Salud, Derechos y Justicia AC @SDJ_AC / @DVVIMSS decidimos entregar una carta al presidente del #CONASIDA», tuit, imagen adjunta, Twitter (16 de noviembre de 2021). Consultado el 10 de noviembre de 2021 en https://twitter.com/laqc/status/14606653 3059069 9534?s=21242.

² Genaro Lozano, «Ante el sida», *Reforma* (7 de diciembre de 2021). Consultado el 10 de diciembre de 2021 en https://www.reforma.com/ante-el-sida-2021-12-07/op217264?po=3&pc=102.

6. De ideología y malas decisiones

¹ Xavier Tello, «AMLO en salud: mucho ruido, pocas nueces», *Milenio* (14 de abril de 2018). Consultado el 10 de noviembre de 2021 en https://www.milenio.com/opinion/xavier-tello/columna-xavier-tello/amlo-en-salud-mucho-ruido-pocas-nueces.
² «Cofece multa a empresas y personas físicas por coludirse en el mercado de distribución de medicamentos», Cofece (16 de agosto de 2021). Consultado el 10 de noviembre de 2021 en https://www.cofece.mx/cofece-multa-a-empresas-y-personas-fisicas-por-coludirse-en-el-mercado-de-distribucion-de-medicamentos/.
³ Jana Palacios (@JanaPalacios), «Actuaciones de @cofecemx en los mercados de medicamentos/insumos para la salud», tuit, imagen adjunta, Twitter (16 de agosto de 2021). Consultado el 10 de noviembre de 2021 en https://twitter.com/JanaPalacios/status/1427405191867940866.
⁴ Yazmín Aburto, «Presentación del informe Mapeando el desabasto en México 2020», Nosotrxs (8 de febrero de 2021). Consultado el 10 de noviembre de 2021 en https://nosotrxs.org/presentacion-del-informe-mapeando-el-desabasto-en-mexico-2020.
⁵ David Agren, «Lack of medicines in Mexico», *The Lancet* 398, núm. 10297 (24 de julio 2021): 289-290. Consultado el 10 de noviembre de 2021 en https://www.thelancet.com/journals/lancet/article/PIIS0140-6736(21)01656-1/fulltext.
⁶ Secretaría de Salud, «Casos confirmados por Sarampión 2020», Gobierno de México (28 de enero de 2021). Consultado el 10 de noviembre de 2021 en https://www.gob.mx/cms/uploads/attachment/file/570088/Tabla_resumen_casos_confirmados_sarampion_2020.08.14.pdf.
⁷ Andrea Vega, «Confirma IMSS desabasto de vacuna contra tuberculosis, no habrán dosis hasta marzo», *Animal Político* (10 de noviembre

de 2020). Consultado el 10 de noviembre de 2021 en https://www. animalpolitico.com/2020/11/confirma-imss-desabasto-vacu nas-tuberculosis/.

[8] Éctor Ramírez Barba, «Medicamentos, el Waterloo de la Salud Nórdica», *Periódico AM* (24 de julio de 2021). Consultado el 10 de noviembre de 2021 en https://www.am.com.mx/guanajuato/opi nion/Medicamentos-el-Waterloo-de-la-Salud-Nordica-2021 0724-0008.html.

7. Las otras víctimas

[1] «Instituto Nacional de Perinatología prevé resolver en agosto el desabasto de medicamentos con adjudicaciones directas», *LatinUS* (31 de julio de 2021). Consultado el 10 de noviembre de 2021 en https://latinus.us/2021/07/31/instituto-nacional-perinatologia-preve-abastecerse-medicamentos-no-compro-unops-adjudicacio nes-directas/.

[2] Leo Var (@Leovaraca), «También en Chilpancingo», tuit, imagen adjunta, Twitter (6 de septiembre de 2021). Consultado el 10 de noviembre de 2021 en https://twitter.com/leovaraca/status/1435095 232064917507?s=20.

8. Daños colaterales

[1] «En breve tendrá unidad oncológica el Hospital General de Tijuana», *News Report Mx* (11 de noviembre de 2020). Consultado el 10 de noviembre de 2021 en https://newsreportmx.com/2020/11/11/ en-breve-tendra-unidad-oncologica-el-hospital-general-de-tijuana/.

9. Diagnóstico crítico, pronóstico reservado

[1] Azucena Uresti (@azucenau), «Se enfrentan senadores panistas y morenistas por desabasto de medicamentos», tuit, video adjunto,

Twitter (12 de octubre de 2021). Consultado el 10 de noviembre de 2021 en https://twitter.com/azucenau/status/1448046762535575 554 244.

² Joaquín López-Dóriga (@lopezdoriga), «Merary Villegas, diputada de Morena, ignoró a mujer que se hincó para pedir presupuesto para quimioterapias infantiles», tuit, video adjunto, Twitter (12 de octubre de 2021). Consultado el 10 de noviembre de 2021 en https://twitter.com/lopezdoriga/status/1448121020657848323?s=21.

³ Patricia Armendáriz (@PatyArmendariz), «Pues pedí a papás, mamás, enfermer@s que me dieran evidencia de desabasto de medicamentos principalmente de nuestros queridos niños…», tuit, Twitter (20 de octubre de 2021). Consultado el 10 de noviembre de 2021 en https://twitter.com/PatyArmendariz/status/1450703162164137991.

⁴ Marco Mares, «Medicamentos, UNOPS y la opacidad», *El Economista* (10 de noviembre de 2021). Consultado el 10 de noviembre de 2021 en https://www.eleconomista.com.mx/opinion/Medicamentos-Unops-y-la-opacidad-20211110-0011.html.

⁵ Maribel Ramírez, «Negocian Insabi y UNOPS cómo dividirán el pastel», *El Economista* (10 de noviembre de 2021). Consultado el 10 de noviembre de 2021 en https://www.eleconomista.com.mx/opinion/Negocian-Insabi-y-UNOPS-como-se-dividihtml.